汉·张仲景 著者

脉经本《伤寒论》
敦煌本《伤寒论》(残卷)
金匮玉函经

《伤寒论》研究系列丛书

《伤寒论》版本专辑

主编 刘星

山西出版传媒集团
山西科学技术出版社

图书在版编目（CIP）数据

脉经本《伤寒论》 敦煌本《伤寒论》：残卷 金匮玉函经 / 刘星主编 . —太原：山西科学技术出版社，2024.8
（《伤寒论》研究系列丛书 .《伤寒论》版本专辑）
ISBN 978-7-5377-6377-6

Ⅰ.①脉… Ⅱ.①刘… Ⅲ.①《伤寒论》—研究
Ⅳ.① R222.29

中国国家版本馆 CIP 数据核字（2024）第 065463 号

《伤寒论》研究系列丛书
《伤寒论》版本专辑

脉经本《伤寒论》　敦煌本《伤寒论》（残卷）　金匮玉函经
MAIJING BEN《SHANGHANLUN》DUNHUANG BEN《SHANGHANLUN》（CANJUAN）JINKUI YUHAN JING

出　版　人	阎文凯
主　　　编	刘　星
著　　　者	汉·张仲景
手　　　抄	民国·罗哲初
责　任　编辑	张延河
封　面　设计	吕雁军

出 版 发 行	山西出版传媒集团·山西科学技术出版社
	地址：太原市建设南路 21 号　邮编　030012
编辑部电话	0351-4922135
发行部电话	0351-4922121
经　　　销	各地新华书店
印　　　刷	山西人民印刷有限责任公司

开　　　本	880mm×1230mm　1/32
印　　　张	8
字　　　数	141 千字
版　　　次	2024 年 8 月第 1 版
印　　　次	2024 年 8 月山西第 1 次印刷
书　　　号	ISBN 978-7-5377-6377-6
定　　　价	39.00 元

《伤寒论》研究系列丛书
编委会名单

顾　　问　钱超尘

总 主 编　郝印卿

主　　编　刘　星

执行主编　冯　明

副 主 编（以姓氏笔画为序）

马文辉　叶　进　刘松林　李俊莲　李琳荣
李朝喧　李赛美　何丽清　陈建彬　周路红
赵怀舟　赵鲲鹏　贾　颖　傅延龄

编　　委（以姓氏笔画为序）

丁　媛　王俊锋　牛春兰　邓　虎　邓　亮
邓校征　冯丽梅　乔冠卿　刘芳芳　刘剑波
刘敬虾　闫　丽　汤尔群　李东明　李国玉
李晓文　李鸿贤　杜瑞丽　杨继红　吴秋玲
吴晋英　张　凡　张　焱　陈　敏　张世霞
张雪丹　张跃珍　陈燕清　罗广波　罗海瑛
周志强　周益新　孟冬玲　孟亚琳　赵　杰
赵卫星　赵延龙　赵彦鹏　赵瑞宝　郝高庭
姚　博　贺文彬　贾志新　贾跃进　徐嘉菊

高　爽　高建中　黄　颖　曹　霞　梁　琦
梁宝珠　梁晓崴　彭　涛　韩　娟　窦志芳
潘秋平　燕　茹

编写单位

北京中医药大学　上海中医药大学

广州中医药大学　成都中医药大学

湖北中医药大学　甘肃中医药大学

辽宁中医药大学　山西中医药大学

前　言

　　《伤寒论》是我国第一部理法方药完备、理论联系实际的古典医著，为中医学四大经典之一，是历代医家临证之圭臬，是后世临证医学的基石。《伤寒论》在诊断、治疗、方剂学等方面，都具有卓越的成就和贡献，是中医诊断、治疗的综合大纲，不仅为中医治疗外感疾病提供了规律性的法则，而且为中医临床各科提供了辨证治疗的规律，对后世医学的发展起了重要作用。《伤寒论》中记载的方剂具有组方严谨、配伍合理、用药精湛、疗效卓著的特点，历经两千年而昌盛不衰，被后人尊称为"仲景方""众方之祖""方书之祖""医方之祖""众方之宗""经方"，"如日月之光华，旦而复旦，万古常明"（清·喻嘉言），至今仍广泛应用于临床各科。可以说，《伤寒论》是中医工作者的必读之书，甚至是必背之书。

　　《伤寒论》的作者是东汉末年著名的医学家张仲景。

　　张仲景（150~219 年），名机，字仲景，南阳涅阳县（今河南省邓州市穰东镇张寨村）人，被后人尊称为"医圣"。

公元 200 年前后，张仲景编著的《伤寒杂病论》（或《伤寒卒病论》）问世了。张仲景去世后不久，东汉至魏晋的医学家王叔和将他搜集到的《伤寒杂病论》进行了 3 次撰次，并把《伤寒杂病论》中伤寒、痉、湿、暍、霍乱等内容整理为《伤寒论》。

千百年来，在《伤寒论》的传承过程中，不仅《伤寒论》的版本较多，而且学习和研究《伤寒论》的著作也较多。文献资料显示，历代有关《伤寒论》的著作在 2 250 种以上（包括日本存世书目 330 种），存世书目在 1 580 种以上，但是确有学习和研究价值的图书不过一百余种。由于学术师承的关系，许多《伤寒论》类图书在学术观点、内容上相互重复，甚至剽窃、抄袭的现象十分严重，所以，相当一部分《伤寒论》类图书根本没有出版价值。虽然中华人民共和国成立以后，有关《伤寒论》的著作有很多已经或正在陆续出版，但是至今没有人系统研究和出版过这些著作，因而对学习和研究《伤寒论》都缺乏指导意义。

为了给读者学习和研究《伤寒论》提供完整的文献和资料，我们将确有学习和研究价值的有关《伤寒论》的著作划分为 12 个专辑，《张仲景〈伤寒论〉版本专辑》即是其中的一个专辑。

本书介绍的《伤寒论》版本分别为《脉经本〈伤寒论〉》《敦煌本〈伤寒论〉（残卷）》《唐本〈伤寒

论〉》《千金要方本〈伤寒论〉》《外台本〈伤寒杂病论〉》《病源本〈伤寒论〉》《淳化本〈伤寒论〉》《金匮玉函经》《宋本〈伤寒论〉》《注解伤寒论》《涪陵古本〈伤寒杂病论〉》《长沙古本〈伤寒杂病论〉》《桂林古本〈伤寒杂病论〉》《康治本〈伤寒论〉》《康平本〈伤寒论〉》等。

本书在每一种《伤寒论》版本之前都列有"导读"，供读者参考学习。

本书对每一种《伤寒论》版本都进行了点校，参考了众多学者的研究成果，在此向他们表示最衷心的感谢！

由于作者水平所限，本书可能还有这样或那样的不足，敬请同仁不吝赐教。

本书付梓之际，本书顾问钱超尘先生及总主编郝印卿先生已经离开我们了，但他们的教导犹在耳边，他们的学术思想将永远指引着我们前进。

凡　例

一、本书校勘所参考的底本及主校本在各版本的"导读"中已有说明。

二、原书中的缺字或字迹模糊无法辨认者，均用"□"替代。

三、原书中繁体字、俗体字、异体字一律改为通用简体字；讹字改正；个别不明音义者，不作改动，待考。

四、为保留版本原貌，原书内容不作改动，仅因排版等需要分了必要的自然段。

五、原书为竖排本，今改为横排本。

六、原书中"右×味"一律改为"上×味"。

七、原书中的"讝""蚘""煖""蔯""裩"，各改为"谵""蛔""暖""陈""裈"；"舌胎"统一改为"舌苔"；"失气"统一改为"矢气"；"蘗""檗"统一改为"柏"；"杏人"统一改为"杏仁"；"麻人"统一改为"麻仁"；"芒消"统一改为"芒硝"；"栝蒌""瓜蒌"统一改为"栝楼"；"八甯"统一改为"八髎"；"藏府"统一改为"脏腑"；"旋复"统一改为"旋覆"；"甘烂水"统一改为"甘澜水"等。

八、原书没有标点，现添加新式标点。

九、本书保留了原书的序文。

十、有些版本为了查阅方便，按照顺序对条文进行了编号。

总　目

脉经本《伤寒论》

汉·张仲景 著

晋·王叔和 撰次

导　读

　　《脉经本〈伤寒论〉》是《伤寒论》版本中现存最早的一种古传本。

　　东汉献帝建安二十四年（219 年），张仲景去世。东汉献帝建安二十五年（即魏文帝黄初元年，220 年）~魏明帝青龙三年（235 年），王叔和（名熙，字叔和。一说山东巨野人，一说山西高平人。汉末至西晋人。王叔和的生卒年存在较大争议，多数学者认为其生卒年为 201~280 年）对张仲景遗论（《伤寒杂病论》）进行了撰次。

　　由于王叔和十分敬仰张仲景及其著作《伤寒杂病论》（有专家根据资料推测，青年时期的王叔和接受过张仲景的指导），更由于《伤寒杂病论》中的方剂有较高的临床疗效，所以 3 次撰次《伤寒杂病论》，并将《伤寒杂病论》中伤寒、痉、湿、暍、霍乱等篇集中起来（《伤寒论》），收入王叔和晚年著成的《脉经》一书。学术界将《脉经》收录的《伤寒论》称为《脉经本〈伤寒论〉》。

王叔和编著的《脉经》原书已经见不到了，现在流行于世的《脉经》是相距王叔和近800年的北宋校正医书局林亿等儒臣校正后的传本，与原书已有较大差别。林亿等在校正《脉经》时，虽然卷数未变，但是篇次和内容都有改动，除在编次体例上对《伤寒论》进行了调整之外，还删去了原书中全部处方，删减了部分《伤寒论》条文，所录《伤寒杂病论》的佚文均未标记引书名称。《脉经》中卷七为伤寒病，卷八为杂病，卷九为妇人、小儿病，其他有关脉法等佚文则散见于卷二、卷三、卷五、卷六等。

现存的《脉经》版本有几十种，如元泰定四年河南龙兴道儒学重刊广西漕司本、元天历三年广勤书堂刻本、明无名氏影刻本、明成化间据元泰定本翻刻本、明万历吴勉学《古今医统正脉全书》本、明末鹿城沈际飞重刊本、清嘉庆沈礼意本、清道光二十四年刊《守山阁丛书》本、清同治姜国伊《姜氏医学丛书》本、清光绪十七年《周氏医学丛书》本、清光绪十九年宜都杨守敬邻苏园复宋本（据宋本校元明诸本刊刻）等，其中明无名氏影刻本最接近宋本，惜该版本收藏于日本。清光绪十九年宜都杨守敬邻苏园复宋本，校勘精善、字迹清明，也是较好的《脉经》版本，《脉经本〈伤寒论〉》即据此点校。

《脉经》序

脉理精微，其体难辨。弦紧浮芤，展转相类。在心易了，指下难明。谓沉为伏，则方治永乖；以缓为迟，则危殆立至。况有数候俱见，异病同脉者乎！夫医药为用，性命所系。和鹊至妙，犹或加思；仲景明审，亦候形证，一毫有疑，则考校以求验。故伤寒有承气之戒，呕哕发下焦之间。而遗文远旨，代寡能用，旧经秘述，奥而不售，遂令末学，昧于原本，斥兹偏见，各逞己能。致微成膏肓之变，滞固绝振起之望，良有以也。今撰集岐伯以来，逮于华佗，经论要决，合为十卷。百病根原，各以类例相从，声色证候，靡不该备。其王、阮、傅、戴、吴、葛、吕、张，所传异同，咸悉载录。诚能留心研穷，究其微赜，则可以比踪古贤，代无夭横矣。

目　录

病不可发汗证第一

少阴病，脉细沉数，病为在里，不可发其汗。

脉浮而紧，法当身体疼痛，当以汗解。假令尺中脉迟者，不可发其汗。何以知然？此为荣气不足，血微少故也。

少阴病，脉微［一作"濡而微弱"］。不可发其汗，无阳故也。

脉濡而弱，弱反在关，濡反在巅。微反在上，涩反在下。微则阳气不足，涩则无血。阳气反微，中风汗出而反躁烦，涩则无血，厥而且寒，阳微发汗，躁不得眠。

动气在右，不可发汗。发汗则衄而渴，心苦烦，饮即吐水。

动气在左，不可发汗。发汗则头眩，汗不止，筋惕肉𣊟。

动气在上，不可发汗。发汗则气上冲，正在心端。

动气在下，不可发汗。发汗则无汗，心中大烦，骨节苦疼，目晕，恶寒，食即反吐，谷不得前［一云

"谷不消化"〕。

咽中闭塞，不可发汗。发汗则吐血，气微绝，手足逆冷，欲得蜷卧，不能自温。

诸脉数，动微弱，并不可发汗。发汗则大便难，腹中干〔一云"小便难，胞中干"〕，胃燥而烦。其形相象，根本异源。

脉濡而弱，弱反在关，濡反在巅，弦反在上，微反在下。弦为阳运，微为阴寒，上实下虚，意欲得温。微弦为虚，不可发汗。发汗则寒栗，不能自还。咳者则剧，数吐涎沫，咽中必干，小便不利，心中饥烦，晬时而发，其形似疟，有寒无热，虚而寒栗。咳而发汗，蜷而苦满〔满，一作"心痛"〕，腹中复坚。

厥，不可发汗，发汗则声乱，咽嘶，舌萎，谷不得前。

诸逆发汗，微者难愈，剧者言乱，睛眩者死，命将难全。

太阳病，得之八九日，如疟状，发热而恶寒，热多寒少，其人不呕，清便续自可，一日再三发，其脉微而恶寒，此为阴阳俱虚，不可复发汗也。

太阳病，发热恶寒，热多寒少，脉微弱则无阳也，不可复发其汗。咽干燥者，不可发汗。

亡血家，不可攻其表，汗出则寒栗而振。

衄家，不可攻其表，汗出必额上陷，脉促急而紧①，直视而不能眴，不得眠。

汗家，重发其汗，必恍惚心乱，小便已阴疼，可与禹余粮丸。

淋家，不可发汗，发其汗，必便血。

疮家，虽身疼痛，不可攻其表，汗出则痓［一作"痉"，下同］。

冬时②发其汗，必吐利，口中烂，生疮。

下利清谷，不可攻其表，汗出必胀满。

咳而小便利，若失小便，不可攻其表，汗出则厥逆冷。汗出多极，发其汗，亦坚。

伤寒一二日至四五日，厥者必发热，前厥者后必热，厥深者热亦深，厥微者热亦微。厥应下之，而反发其汗，必口伤烂赤。

病人脉数，数为有热，当消谷引食。反吐者，医发其汗，阳微，膈气虚，脉则为数，数为客阳，不能消谷，胃中虚冷，故令吐也。

伤寒四五日，其脉沉，烦而喘满，脉沉者，病为在里，反发其汗，津液越出，大便为难，表虚里实，久则谵语。

伤寒头痛，翕翕发热，形象中风，常微汗出。又

---

① 额上陷,脉促急而紧：原为"额陷,脉上促急而紧"，据语意改。

② 冬时：《金匮玉函经》作"冬温"，是。

自呕者，下之益烦心，懊侬如饥，发汗则致痓，身强难以屈伸，熏之则发黄，不得小便，久则发咳唾。

太阳病，发其汗，因致痓。

伤寒脉弦细，头痛而反发热，此属少阳。少阳不可发其汗。

太阳与少阳并病，头项强痛，或眩冒，时如结胸，心下痞坚者，不可发其汗。

少阴病，咳而下利，谵语者，此被火气劫故也。小便必难，以强责少阴汗也。

少阴病，但厥无汗，而强发之，必动其血，未知从何道出，或从口鼻，或从目出［一本作"耳目"］者是为下厥上竭，为难治。

伤寒有五，皆热病之类也。同病异名，同脉异经。病虽俱伤于风，其人自有痼疾，则不得同法，其人素伤于风，因复伤于热，风热相薄，则发风温，四肢不收，头痛身热，常汗出不解，治在少阴、厥阴，不可发汗。汗出谵言独语，内烦，躁扰不得卧，善惊，目乱无精，治之复发其汗，如此者医杀之也。

伤寒湿温，其人常伤于湿，因而中暍，湿热相薄，则发湿温。病苦两胫逆冷，腹满叉胸，头目痛苦，妄言，治在足太阴，不可发汗。汗出必不能言，耳聋，不知痛所在，身青，面色变，名曰重暍，如此者死，医杀之也。［上二首出《医律》］

病可发汗证第二

大法，春夏宜发汗。

凡发汗，欲令手足皆周至，漐漐一时间益佳，但不欲如水流离。若病不解，当重发汗。汗多则亡阳，阳虚不得重发汗也。

凡服汤药发汗，中病便止，不必尽剂也。

凡云可发汗而无汤者，丸、散亦可用，要以汗出为解，然不如汤随证良。

太阳病，外证未解，其脉浮弱，当以汗解，宜桂枝汤。

太阳病，脉浮而数者，可发其汗，属桂枝汤证。

阳明病，脉迟，汗出多，微恶寒，表为未解，可发其汗，属桂枝汤证。

夫病脉浮大，问病者，言但坚耳。设利者为虚，大逆。坚为实，汗出而解，何以故？脉浮，当以汗解。

伤寒，其脉不弦紧而弱，弱者必渴，被火必谵语。弱者发热脉浮，解之，当汗出愈。

病者烦热，汗出即解。复如疟状，日晡所发热，此属阳明。脉浮虚者，当发其汗，属桂枝汤证。

病常自汗出，此为荣气和，荣气和而外不解，此卫不和也。荣行脉中，为阴，主内；卫行脉外，为阳，主外。复发其汗，卫和则愈，属桂枝汤证。

病人脏无他病，时发热自汗出，而不愈，此卫气不和也。先其时发汗即愈，属桂枝汤证。

脉浮而紧，浮则为风，紧则为寒，风则伤卫，寒则伤荣，荣卫俱病，骨节烦疼，可发其汗，宜麻黄汤。

太阳病不解，热结膀胱，其人如狂，血必自下，下者即愈。其外未解者，尚未可攻，当先解其外，属桂枝汤证。

太阳病，下之，微喘者，表未解故也。属桂枝加厚朴杏子汤证。

伤寒，脉浮紧，不发其汗，因衄，属麻黄汤证。

阳明病，脉浮，无汗，其人必喘。发其汗则愈，属麻黄汤证。

太阴病，脉浮者，可发其汗，属桂枝汤证。

太阳病，脉浮紧，无汗而发热，其身疼痛，八九日不解，表候续在，此当发其汗，服汤微除。发烦目瞑，剧者必衄，衄乃解。所以然者，阳气重故也。属麻黄汤证。

脉浮者，病在表，可发其汗，属桂枝汤证。

伤寒不大便六七日，头痛，有热，与承气汤，其大便反青［一作"小便清者"］。此为不在里故在表也，当发其汗。头痛者，必衄，属桂枝汤证。

下利后，身体疼痛，清便自调，急当救表，宜桂枝汤。

太阳病，头痛发热，汗出恶风，若恶寒，属桂枝汤证。

太阳中风，阳浮而阴濡弱。浮者热自发，濡弱者汗自出，啬啬恶寒，淅淅恶风，翕翕发热，鼻鸣干呕，属桂枝汤证。

太阳病，发热汗出，此为荣弱卫强，故使汗出，欲救邪风，属桂枝汤证。

太阳病，下之，气上撞，可与桂枝汤；不撞，不可与之。

太阳病，初服桂枝汤，而反烦不解者，法当先刺风池、风府，却与桂枝汤则愈。

烧针令其汗，针处被寒，核起而赤者，必发贲豚。气从少腹上撞心者，灸其核上一壮，与桂枝加桂汤。

太阳病，项背强几几，反汗出恶风，属桂枝加葛根汤。

太阳病，项背强几几，无汗恶风，属葛根汤。

太阳与阳明合病，而自利不呕者，属葛根汤证。

太阳与阳明合病，不下利，但呕，属葛根加半夏汤。

太阳病，桂枝证，医反下之，遂利不止，其脉促者，表未解，喘而汗出，属葛根黄芩黄连汤。

太阳病，头痛发热，身体疼，腰痛，骨节疼痛，恶风，无汗而喘，属麻黄汤证。

太阳与阳明合病，喘而胸满，不可下也。属麻黄汤证。

太阳中风，脉浮紧，发热恶寒，身体疼痛，不汗出而烦躁，头痛，属大青龙汤。脉微弱，汗出恶风，不可服之。服之则厥，筋惕肉瞤，此为逆也。

伤寒，脉浮缓，其身不疼，但重，乍有轻时，无少阴证者，大青龙汤发之。

伤寒，表不解，心下有水气，干呕，发热而咳，或渴，或利，或噎，或小便不利，小腹满，或微喘，属小青龙汤。

伤寒，心下有水气，咳而微喘，发热不渴，服汤已而渴者，此寒去，为欲解，属小青龙汤证。

阳明中风，脉弦浮大而短气，腹都满，胁下及心痛，久按之，气不通［一作"按之不痛"］，鼻干，不得汗，嗜卧，一身及目悉黄，小便难，有潮热，时时哕，耳前后肿，刺之小瘥，外不解，病过十日，脉续浮，与小柴胡汤。但浮，无余证，与麻黄汤。不溺，腹满加哕，不治。

太阳病，十日已去，脉浮细，嗜卧，此为外解。设胸满胁痛，与小柴胡汤。脉浮者，属麻黄汤证。

中风，往来寒热，伤寒五六日以后，胸胁苦满，嘿嘿不欲饮食，烦心喜呕，或胸中烦而不呕，或渴，或腹中痛，或胁下痞坚，或心中悸，小便不利，或不渴，外有微热，或咳者，属小柴胡汤。

伤寒四五日，身体热，恶风，颈项强，胁下满，手足温而渴，属小柴胡汤证。

伤寒六七日，发热、微恶寒，肢节烦疼，微呕，心下支结，外证未去者，属柴胡桂枝汤。

少阴病，得之二三日，麻黄附子甘草汤微发汗，以二三日无证，故微发汗也。

脉浮，小便不利，微热，消渴，与五苓散，利小便，发汗。

病发汗以后证第三

二阳并病，太阳初得病时，发其汗，汗先出，复不彻，因转属阳明，续自微汗出，不恶寒。若太阳证不罢，不可下，下之为逆，如此者，可小发其汗。设面色缘缘正赤者，阳气怫郁在表，当解之，熏之。若发汗不大彻，不足言，阳气怫郁不得越。当汗而不汗，其人躁烦，不知痛处，乍在腹中，乍在四肢，按之不可得，其人短气但坐，汗出而不彻故也。更发其汗即愈。何以知其汗不彻？脉涩故以知之。

　　未持脉时，病人叉手自冒心。师因教试令咳而不即咳者，此必两耳无所闻也。所以然者，重发其汗，虚故也。

　　发汗后，饮水多者必喘。以水灌之亦喘。

　　发汗后，水药不得入口为逆。若更发其汗，必吐下不止。

　　阳明病，本自汗出，医复重发其汗，病已瘥，其人微烦，不了了，此大便坚也，以亡津液，胃中干燥，故令其坚。当问小便日几行，若本日三四行，今日再行者，必知大便不久出，今为小便数少，津液当还入胃中，故知必当大便也。

　　发汗多，又复发其汗，此为亡阳。皆谵语、脉短者，死；脉自和者，不死。

　　伤寒发其汗，身目为黄，所以然者，寒湿相抟在里，不解故也。

　　病人有寒，复发其汗，胃中冷，必吐蛔。

　　太阳病，发其汗，遂漏而不止，其人恶风，小便难，四肢微急，难以屈伸，属桂枝加附子汤。

　　服桂枝汤，大汗出，若脉但洪大，与桂枝汤。若其形如疟，一日再三发，汗出便解，属桂枝二麻黄一汤。

　　服桂枝汤，大汗出，大烦渴不解，若脉洪大，属白虎汤。

伤寒，脉浮，自汗出，小便数，颇复［仲景"颇复"字作"心烦"］，微恶寒，而脚挛急，反与桂枝欲攻其表，得之便厥，咽干，烦躁，吐逆，当作甘草干姜汤，以复其阳。厥愈足温，更作芍药甘草汤与之，其脚即伸。而胃气不和，谵语，可与承气汤。重发其汗，复加烧针者，属四逆汤。

伤寒，发汗已解，半日许复烦，其脉浮数，可复发其汗，属桂枝汤。

发汗后，身体疼痛，其脉沉迟，属桂枝加芍药生姜人参汤。

发汗后，不可更行桂枝汤，汗出而喘，无大热，可以麻黄杏仁甘草石膏汤。

发汗过多以后，其人叉手自冒心，心下悸，而欲得按之，属桂枝甘草汤。

发汗后，其人脐下悸，欲作贲豚，属茯苓桂枝甘草大枣汤。

发汗后，腹胀满，属厚朴生姜半夏甘草人参汤。

发其汗不解，而反恶寒者，虚故也，属芍药甘草附子汤。不恶寒，但热者，实也，当和其胃气，宜小承气汤。

太阳病，发汗，若大汗出，胃中燥烦不得眠，其人欲饮水，当稍饮之，令胃中和则愈。

发汗已，脉浮而数，复烦渴者，属五苓散。

伤寒，汗出而渴，属五苓散证；不渴，属茯苓甘草汤。

太阳病，发其汗，汗出不解，其人发热，心下悸，头眩，身𣊏而动，振振欲擗地，属真武汤。

伤寒，汗出，解之后，胃中不和，心下痞坚，干噫食臭，胁下有水气，腹中雷鸣而利，属生姜泻心汤。

伤寒发热，汗出不解后，心中痞坚，呕而下利，属大柴胡汤。

太阳病三日，发其汗不解，蒸蒸发热者，属于胃也，属承气汤。

大汗出，热不去，内拘急，四肢疼，下利，厥逆而恶寒，属四逆汤。

发汗多，亡阳谵语者，不可下，与柴胡桂枝汤，和其荣卫，以通津液，后自愈。

病不可吐证第四

太阳病，当恶寒而发热，今自汗出，反不恶寒发热，关上脉细而数，此医吐之过也。若得病一日、二日吐之，腹中饥，口不能食。三日、四日吐之，不喜糜粥，欲食冷食，朝食暮吐，此医吐之所致也，此为小逆。

太阳病，吐之者，但太阳①当恶寒，今反不恶寒，不欲近衣，此为吐之内烦也。

少阴病，饮食入则吐，心中温温欲吐，复不能吐，始得之，手足寒，脉弦迟，此胸中实，不可下。若膈上有寒饮，干呕者，不可吐，当温之。

诸四逆厥者，不可吐之，虚家亦然。

病可吐证第五

大法，春宜吐。

凡服汤吐，中病便止，不必尽剂也。

病如桂枝证，其头不痛，项不强，寸口脉微浮，胸中痞坚，气上撞咽喉，不得息，此为胸有寒，当吐之。

病胸上诸实，胸中郁郁而痛，不能食，欲使人按之，而反有浊唾，下利日十余行，其脉反迟，寸口微滑，此可吐之，吐之利即止。

---

① 太阳：原为"太阳病"。

少阴病，饮食入则吐，心中温温欲吐，复不能吐，当遂吐之。

宿食在上脘①，当吐之。

病者手足厥冷，脉乍紧，邪结在胸中，心下满而烦，饥不能食，病在胸中，当吐之。

病不可下证第六

脉濡而弱，弱反在关，濡反在巅，微反在上，涩反在下，微则阳气不足，涩则无血。阳气反微，中风汗出，而反躁烦，涩则无血，厥而且寒，阳微不可下，下之则心下痞坚。

动气在右，不可下。下之则津液内竭，咽燥鼻干，头眩心悸。

动气在左，不可下。下之则腹里拘急，食不下，动气反剧，身虽有热，卧反欲蜷。

动气在上，不可下。下之则掌握热烦，身浮冷，热汗自泄，欲水自灌。

动气在下，不可下。下之则腹满，卒起头眩，食

---

① 上脘：原为"上管"。

则下清谷，心下痞坚。

咽中闭塞，不可下。下之则上轻下重，水浆不下，卧则欲蜷，身体急痛，复下利日十数行。

诸外实，不可下。下之则发微热，亡脉则厥，当脐发热[①]。

诸虚，不可下，下之则渴，引水者易愈，恶水者剧。

脉濡而弱，弱反在关，濡反在巅，弦反在上，微反在下。弦为阳运，微为阴寒，上实下虚，意欲得温。微弦为虚，虚者不可下。微则为咳，咳则吐涎沫。下之咳则止，而利不休，胸中如虫啮，粥入则出，小便不利，两胁拘急，喘息为难，颈背相牵，臂则不仁，极寒反汗出，躯冷若冰，眼睛不慧，语言不休，谷气多入，则为除中，口虽欲言，舌不得前。

脉濡而弱，弱反在关，濡反在巅，浮反在上，数反在下，浮则为阳虚，数则为无血，浮则为虚，数则生热。浮则为虚，自汗而恶寒。数则为痛，振而寒栗。微弱在关，胸下为急，喘汗，不得呼吸。呼吸之中，痛在于胁，振寒相搏，其形如疟。医反下之，令脉急数，发热，狂走见鬼，心下为痞。小便淋沥，少腹甚坚，小便血也。

脉濡而紧，濡则阳气微，紧则荣中寒。阳微卫中

---

① 发热：原为"握热"。

风，发热而恶寒。荣紧胃气冷，微呕心内烦。医以为大热，解肌而发汗。亡阳虚烦躁，心下苦痞坚。表里俱虚竭，卒起而头眩。客热在皮肤，怅怏不得眠。不知胃气冷，紧寒在关元。技巧无所施，汲水灌其身。客热应时罢，栗栗而振寒。重被而覆之，汗出而冒巅。体惕而又振，小便为微难。寒气因水发，清谷不容间。呕变反肠出，颠倒不得安。手足为微逆，身冷而内烦。迟欲从后救，安可复追还？

脉浮而大，浮为气实，大为血虚，血虚为无阴，孤阳独下阴部，小便难，胞中虚。今反小便利而大汗出，法卫家当微，今反更实，津液四射，荣竭血尽，干烦不眠，血薄肉消，而成暴液。医复以毒药攻其胃，此为重虚，客阳去有期，必下如污泥而死。

趺阳脉迟而缓，胃气如经。趺阳脉浮而数，浮则伤胃，数则动脾，此非本病，医特下之所为也。荣卫内陷，其数先微，脉反但浮，其人必坚，气噫而除。何以言之？脾脉本缓，今数脉动脾，其数先微，故知脾气不治。大便坚，气噫而除，今脉反浮，其数改微，邪气独留，心中则饥，邪热不杀谷，潮热发渴，数脉当迟缓，脉因前后度数如前［仲景“前”字作“法”］，病者则饥。数脉不时，则生恶疮。

脉数者，久数不止，止则邪结，正气不能复，正气却结于脏，故邪气浮之，与皮毛相得。脉数者，不可下，下之必烦，利不止。

少阴病，脉微，不可发其汗，无阳故也。阳已虚，尺中弱涩者，复不可下之。

脉浮大，应发其汗，医反下之，此为大逆。

脉浮而大，心下反坚，有热属脏攻之，不令①微汗。属腑溲数则坚，汗多即愈，汗少便难。脉迟，尚未可攻。

二阳并病，太阳初得病时，发其汗，汗先出，复不彻，因转属阳明，欲自汗出，不恶寒，若太阳证不罢，不可下，下之为逆。

结胸证，其脉浮大，不可下，下之即死。

太阳与阳明合病，喘而胸满，不可下之。

太阳与少阳并病，心下痞坚，颈项强而眩，勿下之。

诸四逆厥者，不可下之，虚家亦然。

病欲吐者，不可下之。

太阳病，有外证未解，不可下，下之为逆。

病发于阳，而反下之，热入，因作结胸。发于阴，而反下之，因作痞。

病脉浮紧②，而下之，紧反入里，因作痞。

夫病阳多者热，下之则坚。

本虚，攻其热必哕。

---

①令：原作“全”。

②病脉浮紧：原作“痞脉浮坚”。

无阳，阴强而坚，下之，必清谷而腹满。

太阴之为病，腹满而吐，食不下，下之益甚，腹时自痛，胸下结坚。

厥阴之为病，消渴，气上撞，心中疼热，饥而不欲食，甚者则欲吐，下之不肯止。

少阴病，其人饮食入则吐，心中温温欲吐，复不能吐。始得之，手足寒，脉弦迟，此胸中实，不可下也。

伤寒五六日，不结胸，腹濡，脉虚，复厥者，不可下，下之，亡血死。

伤寒，发热，但头痛，微汗出。发其汗则不识人。熏之则喘，不得小便，心腹满。下之则短气而腹满，小便难，头痛背强。加温针则必衄。

伤寒，其脉阴阳俱紧，恶寒发热，则脉欲厥。厥者，脉初来大，渐渐小，更来渐大，是其候也。恶寒甚者，翕翕汗出，喉中痛。热多者，目赤，睛不慧，医复发之，咽中则伤。若复下之，则两目闭，寒多清谷，热多便脓血。熏之则发黄，熨之则咽燥。小便利者可救。难者，必危殆。

伤寒发热，口中勃勃气出，头痛目黄，鼻衄不可制。贪水者必呕，恶水者厥，下之咽中生疮。假令手足温者，下重便脓血。头痛目黄者，下之，目闭。贪水者，下之，其脉必厥，其声嘤，咽喉塞，发其汗则战栗，阴阳俱虚。恶水者，下之，里冷不嗜食，大便完谷出。发其汗，口中伤，舌上苔滑，烦躁。脉数实，不大便六七日，后必便血。复发其汗，小便即自利。

得病二三日，脉弱，无太阳柴胡证，而烦躁，心下坚。至四日，虽能食，以承气汤，少与微和之，令小安。至六日，与承气汤一升。不大便六七日，小便少者，虽不大便，但头坚后溏，未定成其坚，攻之必溏，当须小便利，定坚，乃可攻之。

脏结无阳证，寒而不热［《伤寒论》云："不往来寒热。"］，其人反静，舌上苔滑者，不可攻也。

伤寒呕多，虽有阳明证，不可攻之。

阳明病，潮热，微坚，可与承气汤；不坚，不可与。若不大便六七日，恐有燥屎，欲知之法，可少与小承气汤。腹中转矢气者，此为有燥屎，乃可攻之。若不转矢气者，此但头坚后溏，不可攻之，攻之必腹满不能食。欲饮水者，即哕，其后发热者，必复坚，以小承气汤和之。若不转矢气者，慎不可攻之。

阳明病，身汗①色赤者，不可攻也。必发热色黄者，小便不利也。

阳明病，当心下坚满，不可攻之。攻之，遂利不止者死，止者愈。

阳明病，自汗出，若发其汗，小便自利，此为内

---

①汗：原作"合"。

竭，虽坚不可攻之。当须自欲大便，宜蜜煎导而通之。若土瓜根及猪胆汁，皆可以导。

下利，其脉浮大，此为虚，以强下之故也。设脉浮革，因尔肠鸣，属当归四逆汤。

病可下证第七

大法，秋宜下。

凡可下者，以汤胜丸散，中病便止，不必尽三服。

阳明病，发热汗多者，急下之，属大柴胡汤。

少阴病，得之二三日，口燥咽干者，急下之，属承气汤。

少阴病六七日，腹满不大便者，急下之，属承气汤证。

少阴病，下利清水，色青者，心下必痛，口干燥者，可下之，属大柴胡汤、承气汤证。

下利，三部脉皆平，按其心下坚者，可下之，属承气汤证。

阳明与少阳合病而利，脉不负者为顺。负者，失也。互相克贼为负。

滑而数者，有宿食，当下之，属大柴胡、承气汤证。

伤寒后脉沉，沉为内实 [《玉函》云："脉沉实，沉实者，下之。"]，下之解，属大柴胡汤证。

伤寒六七日，目中不了了，睛不和，无表里证，大便难，微热者，此为实。急下之，属大柴胡汤、承气汤证。

太阳病未解，其脉阴阳俱停，必先振，汗出解。但阳微者，先汗之而解；但阴微 [阴微，一作"尺实"] 者，先下之而解。属大柴胡汤证。

脉双弦迟，心下坚，脉大而紧者，阳中有阴，可下之，属承气汤证。

结胸者，项亦强，如柔痓状，下之即和。

病者无表里证，发热七八日，虽脉浮数，可下之，属大柴胡汤证。

太阳病六七日，表证续在，其脉微沉，反不结胸，其人发狂，此热在下焦，少腹当坚而满，小便自利者，下血乃愈。所以然者，以太阳随经，瘀热在里故也。属抵当汤。

太阳病，身黄，其脉沉结，少腹坚，小便不利，为无血；小便自利，其人如狂者，血证谛。属抵当汤证。

伤寒有热而少腹满，应小便不利，今反利者，此为血。当下之，属抵当丸证。

阳明病，发热而汗出，此为热越，不能发黄。但头汗出，其身无有，齐颈而还，小便不利，渴引水浆，此为瘀热在里，身必发黄，属茵陈蒿汤。

阳明证，其人喜忘，必有蓄血。所以然者，本有久瘀血，故令喜忘。虽坚，大便必黑，属抵当汤证。汗出而谵语者，有燥屎在胃中，此风也，过经乃可下之。下之若早，语言乱，以表虚里实故也。下之则愈，属大柴胡汤、承气汤证。

病者烦热，汗出即解，复如疟状，日晡所发者，属阳明。脉实者，当下之，属大柴胡汤、承气汤证。

阳明病，谵语，有潮热，而反不能食者，必有燥屎五六枚；若能食者，但坚耳，属承气汤证。

太阳中风，下利呕逆，表解，乃可攻之。其人漐漐汗出，发作有时，头痛，心下痞坚满，引胁下痛，呕则短气，汗出，不恶寒，此为表解里未和，属十枣汤。

太阳病不解，热结膀胱，其人如狂，血自下，下之即愈。其外未解，尚未可攻，当先解外。外解，小腹急结者，乃可攻之，属桃仁承气汤。

伤寒七八日，身黄如橘，小便不利，少腹微满，属茵陈蒿汤证。

伤寒十余日，热结在里，复往来寒热，属大柴胡汤证。但结胸，无大热，此为水结在胸胁，头微汗出，与大陷胸汤。

伤寒六七日，结胸热实，其脉沉紧，心下痛，按之如石坚，与大陷胸汤。

阳明病，其人汗多，津液外出，胃中燥，大便必坚，坚者则谵语，属承气汤证。

阳明病，不吐下而心烦者，可与承气汤。

阳明病，其脉迟，虽汗出而不恶寒，其体［一本作"人"］必重，短气，腹满而喘，有潮热，如此者，其外为解，可攻其里。若手足濈然汗出者，此大便已坚，属承气汤。其热不潮，未可与承气汤。若腹满大而不大便者，属小承气汤，微和胃气，勿令至大下。

阳明病，谵语，发潮热，其脉滑疾，如此者，属承气汤。因与承气汤一升，腹中转矢气者，复与一升；如不转矢气者，勿更与之。明日又不大便，脉反微涩者，此为里虚，为难治，不可更与承气汤。

二阳并病，太阳证罢，但发潮热手足漐漐汗出，大便难而谵语者，下之愈，属承气汤证。

病人小便不利，大便乍难乍易，时有微热，喘冒不能卧者有燥屎也，属承气汤证。

病发汗吐下以后证第八

师曰：病人脉微而涩者，此为医所病也，大发其汗，又数大下之，其人亡血，病当恶寒而发热，无休止时。夏月盛热而与［仲景作"欲"］着复衣，冬月盛寒而与［仲景作"欲"］裸其体。所以然者，阳微即恶寒，阴弱即发热，故［仲景作"医"］发其汗，使阳气微，又大下之，令阴气弱。五月之时，阳气在表，胃中虚冷，以阳气内微，不能胜冷，故与［仲景作"欲"］着复衣。十一月之时，阳气在里，胃中烦热，以阴气内弱，不能胜热，故与［仲景作"欲"］裸其体。又阴脉迟涩，故知亡血。

太阳病三日，已发其汗、吐、下、温针而不解，此为坏病，桂枝复不中与也。观其脉证，知犯何逆，随证而治之。

脉浮数，法当汗出而愈，而下之，则身体重，心悸，不可发其汗，当自汗出而解。所以然者，尺中脉微，此里虚，须表里实，津液和，即自汗出愈。

凡病若发汗、若吐、若下、若亡血，无津液而阴阳自和者，必自愈。

大下后，发汗，其人小便不利，此亡津液，勿治。其小便利，必自愈。

下以后，复发其汗，必振寒，又其脉微细。所以然者，内外俱虚故也。

太阳病，先下而不愈，因复发其汗，表里俱虚，其人因冒。冒家当汗出自愈。所以然者，汗出表和故也。表和，然后下之。

得病六七日，脉迟浮弱，恶风寒，手足温。医再三下之，不能多［多，一作"食"］，其人胁下满，面目及身黄，颈项强，小便难，与柴胡汤，后必下重，本渴，饮水而呕，柴胡汤复不中与也，食谷者哕。

太阳病，二三日，终不能卧，但欲起者，心下必结，其脉微弱者，此本寒也。而反下之，利止者，必结胸；未止者，四五日复重下之。此挟热利也。

太阳病，下之，其脉促，不结胸者，此为欲解。其脉浮者，必结胸。其脉紧者，必咽痛。其脉弦者，必两胁拘急。其脉细而数者，头痛未止。其脉沉而紧者，必欲呕。其脉沉而滑者，挟热利。其脉浮而滑者，必下血。

太阳少阳并病，而反下之，成结胸，心下坚，下利不复止，水浆不肯下，其人必心烦。

脉浮紧，而下之，紧反入里，则作痞，按之自濡，但气痞耳。

伤寒吐、下、发汗，虚烦，脉甚微，八九日心下痞坚，胁下痛，气上冲咽喉，眩冒，经脉动惕者，久而成痿。

阳明病，不能食，下之不解，其人不能食。攻其热必哕，所以然者，胃中虚冷故也。

阳明病，脉迟，食难用饱，饱即发烦、头眩者，必小便难，此欲作谷疸。虽下之，其腹满如故耳。所以然者，脉迟故也。

太阳病，寸缓关浮尺弱，其人发热而汗出，复恶寒，不呕，但心下痞者，此为医下之也。

伤寒，大吐、大下之，极虚，复极汗者，其人外气怫郁，复与之水，以发其汗，因得哕。所以然者，胃中寒冷故也。

吐、下、发汗后，其人脉平，而小烦者，以新虚不胜谷气故也。

太阳病，医发其汗，遂发热而恶寒，复下之，则心下痞，此表里俱虚，阴阳气并竭，无阳则阴独。复加火针，因而烦，面色青黄，肤瞤，如此者，为难治。今色微黄，手足温者，易愈。

服桂枝汤，下之，头项强痛，翕翕发热，无汗，心下满微痛，小便不利，属桂枝去桂加茯苓术汤。

太阳病，先发其汗，不解，而下之，其脉浮者，不愈。浮为在外，而反下之，故令不愈。今脉浮，故在外，当解其外则愈，属桂枝汤。

下以后，复发其汗者，则昼日烦躁不眠，夜而安静，不呕不渴，而无表证，其脉沉微，身无大热，属干姜附子汤。

伤寒吐、下、发汗后，心下逆满，气上撞胸，起即头眩，其脉沉紧，发汗即动经，身为振摇，属茯苓桂枝术甘草汤。

发汗、吐、下以后，不解，烦躁，属茯苓四逆汤。

伤寒发汗、吐、下后，虚烦不得眠。剧者，反复颠倒，心中懊憹，属栀子汤。若少气，栀子甘草汤。若呕，栀子生姜汤。若腹满者，栀子厚朴汤。

发汗若下之，烦热，胸中塞者，属栀子汤证。

太阳病，过经十余日，心下温温欲吐而胸中痛，大便反溏，其腹微满，郁郁微烦，先时自极吐下者，与承气汤。不尔者，不可与。欲呕，胸中痛，微溏，此非柴胡汤证，以呕，故知极吐下也。

太阳病，重发其汗，而复下之，不大便五六日，舌上燥而渴，日晡所小有潮热，从心下至少腹坚满，而痛不可近，属大陷胸汤。

伤寒五六日，其人已发汗，而复下之，胸胁满微结，小便不利，渴而不呕，但头汗出，往来寒热，心烦，此为未解，属柴胡桂枝干姜汤。

伤寒汗出，若吐、下，解后，心下痞坚，噫气不除者，属旋覆代赭汤。

大下以后，不可更行桂枝汤。汗出而喘，无大热，可以麻黄杏子甘草石膏汤。伤寒大下后，复发其汗，心下痞，恶寒者，表未解也，不可攻其痞，当先解表，表解，乃攻其痞。解表属桂枝汤，攻痞属大黄黄连泻心汤。

伤寒吐下后，七八日不解，热结在里，表里俱热，

时时恶风，大渴，舌上干燥而烦，欲饮水数升，属白
虎汤。

伤寒吐、下后未解，不大便五六日至十余日，其
人日晡所发潮热，不恶寒，独语如见鬼神之状。若剧
者，发则不识人，循衣妄撮，怵惕不安，微喘直视。
脉弦者生，涩者死。微者，但发热谵语，属承气汤。
若下者，勿复服。

三阳合病，腹满身重，难以转侧，口不仁，面垢，
谵语，遗溺。发汗则谵语，下之则额上生汗，手足厥
冷，自汗，属白虎汤证。

阳明病，其脉浮紧，咽干口苦，腹满而喘，发热
汗出，而不恶寒，反偏恶热，其身体重，发其汗即躁，
心愦愦而反谵语。加温针，必怵惕，又烦躁不得眠。
下之，即胃中空虚，客气动膈，心中懊侬，舌上苔者，
属栀子汤证。

阳明病，下之，其外有热，手足温，不结胸，心
中懊侬，若饥不能食。但头汗出，属栀子汤证。

阳明病，下之，心中懊侬而烦，胃中有燥屎者，
可攻。其人腹微满，头坚后溏者，不可下之。有燥屎
者，属承气汤证。

太阳病，吐、下、发汗后，微烦，小便数，大便
因坚，可与小承气汤和之，则愈。

大汗若大下，而厥冷者，属四逆汤证。

太阳病，下之，其脉促胸满者，属桂枝去芍药汤。若微寒，属桂枝去芍药加附子汤。

伤寒五六日，大下之，身热不去，心中结痛者，未欲解也，属栀子汤证。

伤寒下后，烦而腹满，卧起不安，属栀子厚朴汤。

伤寒，医以丸药大下之，身热不去，微烦，属栀子干姜汤。

伤寒，医下之，续得下利清谷不止。身体疼痛，急当救里。身体疼痛，清便自调，急当救表。救里宜四逆汤，救表宜桂枝汤。

太阳病，过经十余日，反再三下之，后四五日，柴胡证续在，先与小柴胡汤。呕止小安［“呕止小安”一云“呕不止，心下急”］，其人郁郁微烦者，为未解，与大柴胡汤，下者止。

伤寒十三日不解，胸胁满而呕，日晡所发潮热，而微利，此本当柴胡汤，下之不得利，今反利者，故知医以丸药下之，非其治也。潮热者，实也，先再服小柴胡汤，以解其外，后属柴胡加芒硝汤。

伤寒十三日，过经而谵语，内有热也，当以汤下之。小便利者，大便当坚，而反利，其脉调和者，知医以丸药下之，非其治也。自利者，其脉当微厥，今反和者，此为内实，属承气汤证。

伤寒八九日，下之，胸满烦惊，小便不利，谵语，一身不可转侧，属柴胡加龙骨牡蛎汤。

火逆下之，因烧针烦躁，属桂枝甘草龙骨牡蛎汤。

太阳病，脉浮而动数，浮则为风，数则为热，动则为痛，数则为虚。头痛发热，微盗汗出，而反恶寒，其表未解。医反下之，动数则迟，头痛即眩［一云"膈内拒痛"］，胃中空虚，客气动膈，短气躁烦，心中懊恢，阳气内陷，心下因坚，则为结胸，属大陷胸汤。若不结胸，但头汗出，其余无有，齐颈而还，小便不利，身必发黄。

伤寒五六日，呕而发热，柴胡汤证具，而以他药下之，柴胡证仍在，复与柴胡汤。此虽已下，不为逆也。必蒸蒸而振，却发热汗出而解。若心下满而坚痛者，此为结胸，属大陷胸汤。若但满而不痛者，此为痞，柴胡复不中与也。属半夏泻心汤。

本以下之，故心下痞，与之泻心。其痞不解，其人渴而口燥，小便不利者，属五苓散。一方言"忍之一日乃愈"。

伤寒、中风，医反下之，其人下利日数十行，谷不化，腹中雷鸣，心下痞坚而满，干呕而烦，不能得安。医见心下痞，为病不尽，复重下之，其痞益甚，此非结热，但胃中虚，客气上逆，故使之坚，属甘草泻心汤。

伤寒服汤药，而下利不止，心下痞坚，服泻心汤已。后以他药下之，利不止，医以理中与之，利益甚。

理中，理中焦，此利在下焦，属赤石脂禹余粮汤。若不止者，当利其小便。

太阳病，外证未除，而数下之，遂挟热而利，不止，心下痞坚，表里不解，属桂枝人参汤。

伤寒，吐后，腹满者，与承气汤。

病者无表里证，发热七八日，脉虽浮数者，可下之。假令下已，脉数不解，今热则消谷喜饥，至六七日不大便者，有瘀血，属抵当汤。若脉数不解，而不止，必夹血，便脓血。

太阳病，医反下之，因腹满时痛，为属太阴，属桂枝加芍药汤。

大实痛，属桂枝加大黄汤。

伤寒六七日，其人大下后，脉沉迟，手足厥逆，下部脉不至，喉咽不利，唾脓血，泄利不止，为难治，属麻黄升麻汤。

伤寒，本自寒下，医复吐下之，寒格更遂吐［一本作"更逆吐下"］，食入即出，属干姜黄芩黄连人参汤。

病可温证第九

大法，冬宜服温热药及灸。

师曰：病发热头痛，脉反沉。若不瘥，身体更疼痛，当救其里，宜温药，四逆汤。

下利，腹满，身体疼痛，先温其里，宜四逆汤。

自利，不渴者，属太阴，其脏有寒故也。当温之，宜四逆辈。

少阴病，其人饮食入则吐，心中温温欲吐，复不能吐。始得之，手足寒，脉弦迟。若膈上有寒饮，干呕者，不可吐，当温之，宜四逆汤。

少阴病，脉沉者，急当温之，宜四逆汤。

下利，欲食者，就当温之。

下利，脉迟紧，为痛未欲止，当温之。得冷者，满而便肠垢。下利，其脉浮大，此为虚，以强下之故也。设脉浮革，因尔肠鸣，当温之，宜当归四逆汤。

少阴病，下利，脉微涩者，即呕汗出，必数更衣，反少，当温之。

伤寒，医下之，续得下利，清谷不止，身体疼痛，急当救里，宜温之，以四逆汤。

病不可灸证第十

微数之脉，慎不可灸，因火为邪，则为烦逆，追虚逐实，血散脉中，火气虽微，内攻有力，焦骨伤筋，血难复也。

脉浮，当以汗解，而反灸之，邪无从去，因火而盛，病从腰以下，必当重而痹，此为火逆。若欲自解，当先烦，烦乃有汗，随汗而解。何以知之？脉浮，故知汗出当解。

脉浮，热甚，而灸之，此为实，实以虚治，因火而动，咽燥必唾血。

病可灸证第十一

烧针令其汗，针处被寒，核起而赤者，必发贲豚。气从少腹上撞者，灸其核上一壮［一本作"各一壮"］，与桂枝加桂汤。

少阴病，得之一二日，口中和，其背恶寒者，当灸之。

少阴病，其人吐利，手足不逆，反发热，不死。脉不至者，灸其少阴七壮。

少阴病，下利，脉微涩者，即呕、汗出，必数更衣，反少，当温其上，灸之［一云"灸厥阴可五十壮"］。

诸下利，皆可灸足大都五壮［一云"七壮"］，商丘、阴陵泉皆三壮。

下利，手足厥，无脉，灸之不温，反微喘者，死。少阴负趺阳者，为顺也。

伤寒六七日，其脉微，手足厥，烦躁，灸其厥阴，厥不还者，死。

伤寒，脉促，手足厥逆，可灸之，为可灸少阴，厥阴主逆。

病不可刺证第十二

大怒无刺［大，一作"新"］，已刺无怒［已，一作"新"］。新内无刺，已刺无内。大劳无刺［大，一作"新"］，已刺无劳。大醉无刺，已刺无醉。大饱无刺，已刺无饱。大饥无刺，已刺无饥。大渴无刺，已刺无渴。无刺大惊，无刺熇熇之热，无刺漉漉之汗，无刺浑浑之脉。身热甚，阴阳皆争者，勿刺也。其可刺者，急取之，不汗则泄。所谓勿刺者，有死征也。无刺病与脉相逆者。上工刺未生，其次刺未盛，其次刺已衰，粗工逆此，谓之伐形。［出九卷］

病可刺证第十三

太阳病，头痛，至七日，自当愈，其经尽故也。若欲作再经者，当针足阳明，使经不传则愈。

太阳病，初服桂枝汤，而反烦不解者，当先刺风池、风府，乃却与桂枝汤则愈。伤寒，腹满而谵语，寸口脉浮而紧者，此为肝乘脾，名纵，当刺期门。

伤寒，发热，啬啬恶寒，其人大渴，欲饮酢浆者，其腹必满，而自汗出，小便利，其病欲解，此为肝乘肺，名曰横。

阳明病，下血而谵语，此为热入血室。但头汗出者，当刺期门，随其实而泻之，濈然汗出者则愈。

妇人中风，发热恶寒，经水适来，得之七八日，热除，脉迟，身凉，胸胁下满，如结胸状，其人谵语，此为热入血室，当刺期门，随其虚实而取之。［《平病》云："热入血室，无犯胃气及上三焦。与此相反，岂谓药不谓针耶？"]

　　太阳与少阳并病，头痛，颈项强而眩，时如结胸，心下痞坚，当刺大杼第一间，肺俞、肝俞，慎不可发汗，发汗则谵语，谵语则脉弦。谵语五日不止，当刺期门。

　　少阴病，下利，便脓血者，可刺。

　　妇人伤寒，怀身腹满，不得小便，加从腰以下重，如有水气状，怀身七月，太阴当养不养，此心气实，当刺泻劳宫及关元，小便利则愈。

　　伤寒，喉痹，刺手少阴。少阴在腕，当小指后动脉是也。针入三分，补之。

　　问曰：病有汗出而身热烦满，烦满不为汗解者何？对曰：汗出而身热者，风也；汗出而烦满不解者，厥也，病名曰风厥也。太阳主气，故先受邪，少阴与为表里也。得热则上从之，从之则厥，治之，表里刺之，饮之汤。

　　热病三日，气口静，人迎躁者，取之诸阳五十九刺，以泻其热，而出其汗，实其阴，以补其不足。所谓五十九刺者，两手外内侧各三，凡十二痏，五指间各一，凡八痏。足亦如是，头入发一寸旁三分，各三，凡六痏；更入发三寸，边各五，凡十痏。耳前后、口下、项中各一，凡六痏。巅上一。

　　热病先肤痛，窒鼻充面，取之皮，以第一针

五十九。苛菌为轸［一云"苛轸"］鼻，索皮于肺，不得索之火。火，心也。

热病，嗌干多饮，善惊，卧不能安，取之肤肉，以第六针五十九。目眦赤，索肉于脾，不得索之木。木，肝也。

热病而胸胁痛，手足躁，取之筋间，以第四针针于四达［达，一作"逆"］，筋辟目浸，索筋于肝，不得索之金。金，肺也。

热病数惊，瘛疭而狂，取之脉，以第四针急泻有余者，癫疾，毛发去，索血［血，一作"脉"］于心，不得索之水。水，肾也。

热病，身重骨痛，耳聋而好瞑，取之骨，以第四针五十九。骨病食啮牙齿，耳清，索骨于肾，无［无，一本作"不"］得索之土。土，脾也。

热病，先身涩旁勃［旁勃，《太素》作"倚"］，烦闷，干唇嗌，取之以第一针五十九。肤胀，口干，寒汗。

热病，头痛，摄［摄，一作"颞"］目，脉紧，善衄，厥热也，取之以第三针，视有余不足，寒热病。

热病，体重，肠中热，取之以第四针，于其腧及下诸指间，索气于胃络得气也。

热病，挟脐痛急，胸胁支满，取之涌泉与太阴、阳明［一云"阴陵泉"］，以第四针，针嗌里。

热病而汗且出，反脉顺可汗者，取之鱼际、太渊、大都、太白。泻之则热去，补之则汗出。汗出太甚者，取踝上横文以止之。

热病七八日，脉口动，喘而眩者，急刺之。汗且自出，浅刺手大指间。

热病，先胸胁痛，手足躁，刺足少阳，补手太阴，病甚，为五十九刺。

热病，先手臂痛，刺手阳明、太阴，而汗出止。

热病，始于头首者，刺项太阳，而汗出止。

热病，先身重骨痛，耳聋目瞑，刺足少阴［一云"刺少阳"］，病甚，为五十九刺。

热病先眩冒而热，胸胁满。刺足少阴、少阳。

热病，始足胫者，先取足阳明而汗出。

病不可水证第十四

发汗后，饮水多者，必喘。以水灌之，亦喘。

伤寒，大吐、大下之，极虚，复极汗者，其人外气怫郁，复与之水以发其汗，因得哕，所以然者，胃中寒冷故也。

阳明病，潮热，微坚，可与承气汤。不坚，勿与之。若不大便六七日，恐有燥屎，欲知之法，可与小承气汤。若腹中不转矢气者，此为但头坚后溏，不可攻之，攻之必腹满，不能食，欲饮水者，即哕。

阳明病，若胃中虚冷，其人不能食，饮水即哕。

下利，其脉浮大，此为虚，以强下之故也。设脉浮革，因尔肠鸣，当温之，与水即哕。

病在阳，当以汗解，而反以水潠之，若灌之，其热却不得去，益烦，皮上粟起，意欲饮水，反不渴，宜文蛤散。若不瘥，与五苓散。若寒实结胸，无热证者，与三物小陷胸汤，白散亦可。身热皮粟不解，欲引衣自覆，若以水潠之、洗之，益令热却不得出。当汗而不汗，即烦。假令汗出已，腹中痛，与芍药三两，如上法。

寸口脉浮大，医反下之，此为大逆。浮即无血，大即为寒，寒气相搏，即为肠鸣，医乃不知，而反饮水，令汗大出，水得寒气，冷必相搏，其人即𩜁。

寸口脉濡而弱，濡即恶寒，弱即发热，濡弱相搏，脏气衰微，胸中苦烦，此非结热，而反薄居，水渍布冷，铫贴之，阳气遂微，诸腑无所依，阴脉凝聚，结在心下，而不肯移，胃中虚冷，水谷不化，小便纵通，复不能多，微则可救，聚寒心下，当奈何也？

病可水证第十五

太阳病，发汗后，若大汗出，胃中干燥，烦不得眠，其人欲饮水，当稍饮之，令胃中和则愈。

厥阴病，渴欲饮水者，与水饮之即愈。

太阳病，寸口缓，关上小浮，尺中弱，其人发热而汗出，复恶寒，不呕，但心下痞者，此为医下也。若不下，其人复不恶寒而渴者，为转属阳明。小便数者，大便即坚，不更衣十日，无所苦也。欲饮水者，但与之，当以法救渴，宜五苓散。

寸口脉洪而大，数而滑，洪大则荣气长，滑数则胃气实，荣长则阳盛，怫郁不得出身，胃实则坚难，大便则干燥。三焦闭塞，津液不通，医发其汗，阳盛不周，复重下之。胃燥热蓄，大便遂通①，小便不利，荣卫相搏，心烦发热，两眼如火，鼻干面赤，舌燥齿黄焦，故大渴。过经成坏病，针药所不能制，与水灌枯槁，阳气微散，身寒温衣覆，汗出表里通，然其病即除，形脉多不同，此愈非法治，但医所当慎，妄犯伤荣卫。

---

① 通：原作"摈"。

霍乱而头痛发热，身体疼痛，热多欲饮水，属五苓散。

呕吐而病在膈上，后必思水者，急与猪苓散饮之，水亦得也。

病不可火证第十六

太阳中风，以火劫发其汗，邪风被火热，血气流洪，失其常度，两阳相熏灼，其身发黄。阳盛则欲衄，阴虚小便难，阴阳俱虚竭，身体则枯燥。但头汗出，齐颈而还，腹满而微喘，口干咽烂，或不大便，久则谵语，甚者至哕，手足躁扰，循衣摸床，小便利者，其人可治。

太阳病，医发其汗，遂发热而恶寒。复下之，则心下痞，此表里俱虚。阴阳气并竭，无阳则阴独，复加火针。因而烦，面色青黄，肤瞤，如此者为难治。今色微黄，手足温者愈。

伤寒，加温针必惊。

阳脉浮，阴脉弱，则血虚，血虚则筋伤。其脉沉者，荣气微也。其脉浮，而汗出如流珠者，卫气衰也。荣气微，加烧针，血留不行，更发热而躁烦也。

伤寒，脉浮，而医以火迫劫之，亡阳，惊狂，卧起不安，属桂枝去芍药加蜀漆牡蛎龙骨救逆汤。

问曰：得病十五六日，身体黄，下利，狂欲走。师脉之，言当下清血如豚肝，乃愈。后如师言，何以知之？师曰：寸口脉阳浮阴濡弱，阳浮则为风，阴濡弱为少血，浮虚受风，少血发热，恶寒洒淅，项强头眩。医加火熏，郁令汗出，恶寒遂甚，客热因火而发。怫郁蒸肌肤，身目为黄，小便微难，短气，从鼻出血，而复下之，胃无津液，泄利遂不止，热瘀在膀胱，蓄结成积聚，状如豚肝，当下未下，心乱迷愦，狂走赴水，不能自制。蓄血若去，目明心了。此皆医所为，无他祸患，微轻得愈，极者不治。

伤寒，其脉不弦紧而弱者必渴，被火必谵言。弱者发热，脉浮，解之，当汗出愈。

太阳病，以火熏之，不得汗，其人必躁，到经不解，必有清血。

阳明病，被火，额上微汗出，而小便不利，必发黄。

阳明病，其脉浮紧，咽干口苦，腹满而喘，发热汗出而不恶寒，反偏恶热，其身体重，发其汗则躁，心愦愦而反谵语，加温针必怵惕，又烦躁不得眠。

少阴病，咳而下利，谵语，是为被火气劫故也，少便必难，为强责少阴汗出。

太阳病二日，而烧瓦熨其背，大汗出，火气入胃，胃中竭燥，必发谵语，十余日振而反汗出者，此为欲解。其汗从腰以下不得汗，其人欲小便，反不得，呕欲失溲，足下恶风，大便坚者，小便当数，而反不数，及多便已，其头卓然而痛，其人足心必热，谷气下流故也。

病可火证第十七

下利，谷道中痛，当温之以火①，宜熬末②盐熨之。一方，炙枳实熨之。

热病阴阳交并少阴厥逆阴阳竭尽生死证第十八

问曰：温病，汗出辄复热，而脉躁疾，不为汗衰，狂言，不能食，病名为何？对曰：名曰阴阳交，交者，

---

① 火：原作"为"。
② 末：原作"木"。

死。人所以汗出者，生于谷，谷生于精。今邪气交争于骨肉而得汗者，是邪却而精胜。精胜，则当能食而不复热。热者邪气也，汗者精气也。今汗出而辄复热者，邪胜也。不能食者，精无俾也。汗而热留者，寿可立而倾也。

夫汗出而脉尚躁盛者，死。此^①今脉不与汗相应，此不胜其病也。狂言者，是失志。失志者，此死。有三死，不见一生，虽愈必死。

热病，已得汗，而脉尚躁盛，此阳脉之极也，死。其得汗而脉静者，生也。

热病，脉尚躁盛，而不得汗者，此阳脉之极也，死。脉躁盛得汗者，生也。

热病，已得汗，而脉尚躁，喘且复热，勿肤刺，喘甚者，死。

热病，阴阳交者，死。

热病，烦已而汗，脉当静。

太阳病，脉反躁盛者，是阴阳交，死。复得汗，脉静者，生。

热病，阴阳交者，热烦身躁，太阴寸口脉两冲尚躁盛，是阴阳交，死。得汗脉静者，生。

热病，阳进阴退，头独汗出，死。阴进阳退，腰

———————

① 此：疑多余字。

以下至足汗出，亦死。阴阳俱进，汗出已，热如故，亦死。阴阳俱退，汗出已，寒栗不止，鼻口气冷，亦死。[上热病，阴阳交部]

热病，所谓并阴者，热病已得汗，因得泄，是谓并阴，故治[治，一作"活"]。

热病，所谓并阳者，热病已得汗，脉尚躁盛，大热，汗之，虽不汗出，若衄，是谓并阳，故治。[上热病并阴阳部]

少阴病，恶寒，蜷而利，手足逆者，不治。

少阴病，下利止而眩，时时自冒者，死。

少阴病，其人吐利，躁逆者，死。

少阴病，四逆，恶寒而蜷，其脉不至，其人不烦而躁者，死。

少阴病六七日，其人息高者，死。

少阴病，脉微细沉，但欲卧，汗出不烦，自欲吐，五六日自利，复烦躁，不得卧寐者，死。

少阴病，下利，若利止，恶寒而蜷，手足温者，可治。

少阴病，恶寒而蜷，时时自烦，欲去其衣被者，可治。

少阴病，下利止，厥逆无脉，干烦[一本作"干呕"]。服汤药，其脉暴出者，死。微细者，生。[上少阴部]

伤寒六七日，其脉微，手足厥，烦躁，灸其厥阴，厥不还者，死。

伤寒，下利，厥逆，躁不能卧者，死。

伤寒，发热，下利至厥不止者，死。

伤寒，厥逆，六七日不利，便发热而利者，生。其人汗出，利不止者，死。但有阴无阳故也。

伤寒五六日，不结胸，腹濡，脉虚复厥者，不可下，下之，亡血，死。

伤寒，发热而厥，七日，下利者，为难治。［上厥逆部］

热病，不知所痛，不能自收，口干，阳热甚，阴颇有寒者，热在髓，死不治。

热病在肾，令人渴，口干，舌焦黄赤，昼夜欲饮不止，腹大而胀，尚不厌饮，目无精光，死不治。

脾伤，即中风，阴阳气别离，阴不从阳，故以三分，候其死生。

伤寒，咳逆上气，其脉散者，死。谓其人形损故也。

伤寒，下利，日十余行，其人脉反实者，死。

病者胁下素有痞，而不在脐旁，痛引少腹，入阴挟阴筋，此为脏结，死。

夫实则谵语，虚则郑声。郑声者，重语是也。直视、谵语、喘满者，死。若下利者，亦死。

结胸证悉具而躁者，死。

吐舌下卷者，死。唾如胶者，难解。舌头四边，徐有津液，此为欲解。病者至经，上唇有色，脉自和，为欲解。色急者，未解。[上阴阳竭尽部]

重实重虚阴阳相附生死证第十九

问曰：何谓虚实？对曰：邪气盛则实，精气夺则虚。重实者，内大热，病气热，脉满，是谓重实。问曰：经络俱实，何如？对曰：经络皆实，是寸脉急而尺缓也，皆当俱治。故曰：滑则顺，涩则逆。夫虚实者，皆从其物类始，五脏骨肉滑利，可以长久。寒气暴上，脉满实。实而滑，顺则生，实而涩，逆则死。形尽满，脉急大坚，尺满而不应，顺则生，逆则死。所谓顺者，手足温；所谓逆者，手足寒也。

问曰：何谓重虚？对曰：脉虚，气虚、尺虚，是谓重虚也。所谓气虚者，言无常也；尺虚者，行步匡然也；脉虚者，不象阴也。如此者，滑则生，涩则死。气虚者，肺虚也；气逆者，足寒也。非其时则生，当其时则死，余脏皆如此也。

脉实满，手足寒，头热者，春秋则生，冬夏则死。

脉浮而涩，涩而身有热者，死。络气不足，经气有余，脉热而尺寒，秋冬为逆，春夏为顺。经虚络满者，尺热满而寒涩，春夏死，秋冬生。络满经虚，灸阴刺阳；经满络虚，刺阴灸阳。

问曰：秋冬无极阴，春夏无极阳，何谓也？对曰：无极阳者，春夏无数虚阳明，阳明虚则狂。无极阴者，秋冬无数虚太阴，太阴虚则死。［上重实重虚部］

热病，所谓阳附阴者，腰以下至足热，腰以上寒，阴气下争，还心腹满者，死。所谓阴附阳者，腰以上至头热，腰以下寒，阳气上争，还得汗者生。［上阴阳相附部］

热病生死期日证第二十

太阳之脉，色荣颧骨，热病也。荣未夭，曰今且得汗，待时自已。与厥阴脉争见者，死期不过三日，其热病气内连肾。少阳之脉，色荣颊前，热病也。荣未夭，曰今且得汗，待时自已。与少阴脉争见者，死期不过三日。

热病七八日，脉微小，病者溲血，口中干，一日半而死。脉代者，一日死。

热病七八日，脉不躁喘，不数，后三日中有汗。三日不汗，四日死。未曾汗，勿肤刺［肤，一作"庸"］。

热病三四日，脉不喘，其动均者，身虽烦热，今自得汗，生。传曰：始腑入脏，终阴复还阳，故得汗。

热病七八日，脉不喘，其动均者，生。微热在阳不入阴，今自汗也。

热病七八日，脉不喘，动数均者，病当喑。期三日不得汗，四日死。

热病，身面尽黄而肿，心热，口干，舌卷，焦黄黑，身麻臭，伏毒伤肺中脾者，死。

热病，瘛疭，狂言，不得汗，瘛疭不止，伏毒伤肝中胆者，死。

热病，汗不出，出不至足，呕胆，吐血，善惊，不得卧，伏毒在肝腑足少阳者，死。

热病十逆死证第二十一

热病，腹满胿胀，身热者，不得大小便，脉涩小疾，一逆见，死。

热病，肠鸣腹满，四肢清，泄注，脉浮大而洪不已，二逆见，死。

热病，大衄不止，腹中痛，脉浮大绝，喘而短气，三逆见，死。

热病，呕且便血，夺形肉，身热甚，脉绝动疾，四逆见，死。

热病，咳喘，悸眩，身热，脉小疾，夺形肉，五逆见，死。

热病，腹大而胀，四肢清，夺形肉，短气，六逆见，一旬内死。

热病，腹胀便血，脉大，时时小绝，汗出而喘，口干舌焦，视不见人，七逆见，一旬死。

热病，身热甚，脉转小，咳而便血，目眶陷，妄言，手循衣缝，口干，躁扰不得卧，八逆见，一时死。

热病，瘛疭，狂走，不能食，腹满，胸痛，引腰脐背，呕血，九逆见，一时死。

热病，呕血，喘咳，烦满，身黄，其腹鼓胀，泄不止，脉绝，十逆见，一时死。

热病五脏气绝死日证第二十二

热病，肺气绝，喘逆，咳唾血，手足腹肿，面黄，振栗不能言语，死。魄与皮毛俱去，故肺先死。丙日笃，丁日死。

热病，脾气绝，头痛，呕宿汁，不得食，呕逆吐血，水浆不得入，狂言谵语，腹大满，四肢不收，意不乐，死。脉与肉气俱去，故脾先死。甲日笃，乙日死。

热病，心主①气绝，烦满，骨痛［痛，一作"瘛"］，嗌肿，不可咽，欲咳不能咳，歌哭而笑，死。神与荣脉俱去，故心先死。壬日笃，癸日死。

热病，肝气绝，僵仆，足不安地，呕血，恐惧，洒淅恶寒，血妄出，遗屎溺，死。魂与筋血俱去，故肝先死。庚日笃，辛日死。

热病，肾气绝，喘悸，吐逆，肿疽，尻痛，目视不明，骨痛，短气，喘满，汗出如珠，死。精与骨髓俱去，故肾先死。戊日笃，己日死。

故外见瞳子青小，爪甲枯，发堕，身涩，齿挺而垢，人皮面厚尘黑，咳而唾血，渴欲数饮，大满，此五脏绝，表病也。

---

① 主：据上下文，疑多余字。

热病至脉死日证第二十三

热病，脉四至，三日死。脉四至者，平人一至，病患脉四至也。

热病，脉五至，一日死。时一大至，半日死。忽忽闷乱者，死。

热病，脉六至，半日死。忽急疾大至，有顷死。

热病脉损日死证第二十四

热病，脉四损，三日死。所谓四损者，平人四至，病人脉一至，名曰四损。

热病，脉五损，一日死。所谓五损者，平人五至，病人脉一至，名曰五损。

热病，脉六损，一时死。所谓六损者，平人六至，病人脉一至，名曰六损。若绝不至，或久乃至，立死。

治伤寒形证所宜进退王叔和集仲景评脉要论。

敦煌本《伤寒论》（残卷）

汉·张仲景　著

南朝至唐·佚名　抄录

导 读

《敦煌本〈伤寒论〉（残卷）》是 1900 年被人们发现的、具有极高学术价值的《伤寒论》版本。

1900 年 6 月 22 日（农历五月二十六日），一位名叫王圆箓的道士在敦煌莫高窟第 16 窟甬道北壁偶然发现了一个复洞（现编号为第 17 窟），洞内堆满了古代文献，即敦煌遗书。敦煌遗书大多是 2~14 世纪（上起东汉，下至元明）的古写本及印本，是研究我国各个朝代历史和文化的珍贵资料，更是传统文献宝库中所佚缺者，价值尤为珍贵，目前估计在 7 万件以上。

20 世纪初，当时的清政府积弱已久，所以当敦煌莫高窟发现敦煌遗书的消息传出后，觊觎已久的各国探险队便纷纷前去盗窃、骗购，于是造成 2/3 的敦煌遗书流失。流失的敦煌遗书都是敦煌遗书中的精华，后来被保存于国外 80 多个博物馆、图书馆、文化机构及一些私人手中。英国、法国、俄罗斯、日本、印度等国保存最多，丹麦、德国、美国、瑞典、奥地利、韩国、中国台湾也有收藏。

由于很长一个时期人们看不到敦煌遗书的原件，中国学者撰写的文章常常被外国学者比照着原件挑出毛病。敦煌遗书的流失是我国近代学术文化的重大损失，是我国近代学术的伤心史！

绝大多数敦煌遗书的装帧形态是卷轴装。卷轴装也称卷子装，是纸质书籍和文书出现后流行时间很长、普及地域很广的一种装帧形式。敦煌遗书中发现的《伤寒论》（残卷）就是卷子装。

1957 年，北京图书馆通过交换得到了英藏敦煌汉文文献 S.6980 号以前部分的缩微胶片，编号为 S.202 的《伤寒论》胶片引起了中医界的关注。20 世纪 70 年代北京图书馆购得法国巴黎国家图书馆收藏的全部敦煌文献缩微胶片，包括编号为 P.3287 的《伤寒论》胶片。然而由于胶片流传不广、字迹不清，在中医界应用并不广泛。为了适应中医界研究需要，20 世纪 80 年代以后，有关敦煌遗书中的中医药研究的著作及论文陆续出版，敦煌本《伤寒论》也得到了中医界的重视和研究。

由于敦煌本《伤寒论》属于残卷，缺少作者姓名，而且只能看到胶片，所以它的抄写年代很难断定，专家们推测的年代区间为南朝至唐代。

由于敦煌本《伤寒论》抄写的年代较早，发现的时间较晚，元明清研究《伤寒论》的诸多名家均未见到过，因此对研究和校勘《伤寒论》具有极高的学术价值。可以说《敦煌本〈伤寒论〉（残卷）》是一部独立的《伤寒论》版本，其价值不言而喻。

目前编号斯坦因（S），即 S.202，以及编号伯希和（P），即 P.3287 的敦煌本《伤寒论》仍被分别存放在英国伦敦博物院图书馆东方写本部和法国巴黎国家图书馆。

S.202，中医界称为《敦煌本〈伤寒论〉（残卷）》甲本，P.3287 则包含《敦煌本〈伤寒论〉（残卷）》乙本和丙本。甲、乙、丙三本，只有论而无方。

S.202，高 27.7 厘米，首尾皆残缺，现存 103 行字，每行 22~24 字，墨笔楷书抄写，端正清秀，有行线，书式整饬，无书名和标题，其内容为脉诊文献，相应内容可见于《伤寒论·辨脉法》。

P.3287，高 28.5 厘米，首尾残缺，现存 149 行，每行 21~27 字，墨笔抄写，端正清秀，有上下栏框及行线，书式整饬，无书名和标题，其内容包括《三部九候论》《伤寒论（残卷）》乙本、《亡名氏脉经》第一种、《伤寒论（残卷）》丙本、《亡名氏脉经》第二种。第 32~50 行为《敦煌本〈伤寒论〉（残卷）》乙本，内容与《伤寒论·伤寒例》基本相同；第 61~67 行为《敦煌本〈伤寒论〉（残卷）》丙本，内容与《伤寒论·辨脉法》部分文字相同。

目 录

敦煌本《伤寒论》(残卷)甲本(S.202)

脉自沉而迟，不能食，身体重，大便反坚，名曰阴结，期十四日当剧。

问曰：病有洗沂恶寒而复发热者何？答曰：阴脉不足，阳往从之；阳脉不足，阴往乘之。何谓阳不足？答曰：假令阳微，阳不足，阴气入阳，则恶寒。何谓阴不足？答曰：尺脉弱，为□不足。阳气下流入阴中，则发热。

脉阳浮阴濡而弱，弱则血虚，血虚则伤筋。其脉沉，营气微。其脉浮，则汗出如流珠，卫气衰。营气微，加烧针，留□□，□□热而躁烦。

脉蔼蔼如车之盖，名曰阳结。累累如顺长竿，名曰阴结。嗫嗫如吹榆荚，名曰数。瞥瞥如羹上肥者，阳气微。萦萦如蜘蛛系者，阳气衰。绵绵如漆之绝者，亡其血。

脉来缓，时一止复来，名曰结。脉来时数一止，名曰促。

脉阳盛即促，阴盛即缓，病。阴阳相薄，名曰动。

阳动即汗出，阴动即发热。形冷而寒，此为进。

数脉见于关上，无头尾，大如大豆，厥厥动摇，名为动。脉浮大濡，阴浮，与阳同等，故名之为缓。夫脉浮紧，名为弦。

脉紧者，如转索无常。

脉弦，状如弓弦，案之不移。

脉弦而大，弦即为脏，大即为芤，脏即为寒，芤即为虚。寒芤相薄，脉即为革，妇人即半产而漏下，男子即亡血。

问曰：病有战而汗出，因得解者何？答曰：脉浮而紧，按之反芤，此为本虚，故当战而汗出。其人本虚，是以发战。其脉反浮，故当汗出乃解。若脉浮数，按之不芤，此人本虚。若欲自解，但汗出耳，不发战也。

问曰：病有不战复不汗出而解者何？答曰：其脉大浮而数，故知汗出而解。

问曰：病有不战复不汗出而解者何？答曰：其脉自微弦，此曾以发汗，若吐、若下、若亡血，无津液，阴阳自和，自愈，故不战不汗出而解。

问曰：伤寒三日，其脉浮数而微，人凉身和何？答曰：是为欲解，解以夜半。浮而解者，濈然而汗出；数而解者，必能食；微而解者，而大汗出。

问曰：脉病，欲知愈不，何以别之？答曰：寸口、关上、尺中三处，大、小、浮、沉、迟、疾同等，虽有寒热不解，脉阴阳为平，当剧，今愈。

问曰：立夏得浮大脉，是其位。其人病，身体苦瘀痛重，发其汗者，明日身不疼不重痛者，不须发其汗。汗濈濈自出，明日解矣。

问：病者何时发病？假令夜半得病者，旦日日中愈。日中发病，夜半愈。何以言之？立夏脉浮，是其时脉，故使然。四时相救。所以言日中得夜半愈者，阳得阴解。夜半得，旦日日中愈者，何以言之？阴得阳则解矣。

寸口脉浮在表，沉在里，数在腑，迟在脏。今脉迟，此为在脏。

趺阳脉浮而涩，少阴如经，其病在脾，法当下利。何以知之？脉浮而大，气实血虚。趺阳脉浮而涩，故知脾气不足，气虚也。少阴脉弦沉才见为调，故称如经。而反滑数者，故知当溺脓也。

寸口脉浮紧，浮则为风，紧则为寒。风即伤卫，寒即伤荣。荣卫俱病，骨节疼烦，当发其汗。

趺阳脉迟而缓，胃气如经。趺阳脉浮而数，浮则伤胃，数则动脾。此非本病，医将下之所为。荣卫内陷，其数先微，脉反但浮，其人必坚，气噫而除。何以言之？本数脉动脾，其数先微，故知脾气而治，大便而坚，气噫而除。浮脉反微数，气独留，心中则饥。邪热杀谷。朝暮发温，数脉当迟缓，脉因前度数如前，病者则肥。数脉不时，则生恶创。

师曰：一日脉一病人，其脉微而涩者，此为医所病也。大发其汗，若数大下之，若其人亡血，病当恶寒而发热，无休止。时五月盛热，欲着复衣；冬月盛寒，欲裸出身。所以然者，阳微即恶寒，阴弱即发热。医数发汗，使阳气微，又大下之，令阴气弱。五月之时，阳气在表，胃中虚冷，阳微不能胜之，故欲着衣。十月之时，阳气在里，胃中烦热，阴气弱，不能胜之，故欲裸身。又阴脉复迟涩，故知亡血。

脉浮而大，心下反坚，有热。属脏，攻之，不令微汗；属腑，复数即坚，汗多即愈，少汗复难。迟，尚未可取。

趺脉微涩，少阴反坚，微即下逆，则躁烦。少阴紧者，复即为难。汗出在头，谷气为下。复难者，愈微溏，不令汗出，甚者遂不得便。烦逆鼻鸣，上竭下虚，不得复通。

脉浮而洪，躯反如沾，濡而不休，水浆不下，形体不仁，乍理乍乱，此为命绝。

未知何脏受寒？汗出发润，喘而不休，此为肺绝。阳反独留，形体如咽①，直视摇头，此为心绝。唇吻反

_____

①咽: 音义同"咽"。据马继兴先生考证,应为"烟",后缺"熏"。

青，四肢漐习，此为肝绝。还口黧黑，柔汗发黄，此为脾绝。复便狂语，目反直视，此为肾绝。未知何脏前绝？阳气前绝，其死必青。阴气前绝，阳气后绝，其死必赤。腋下为温，心下温，心下必热。

寸口脉浮大，医反下之，此为大逆。浮即无血，大则为寒。寒气相薄，即为肠鸣。医反不知，而反饮水，令汗大出。水得于气寒，气冷相薄，其人即饳^①。

趺阳脉浮，浮即为虚，浮虚相薄，故气上陶，胃^②胃气。滑者，其人即哕，此为医，责虚取实，守空迫血。脉浮，鼻口燥者，必衄。

诸浮数脉，当发热而洗淅恶寒，若有痛处，食饮如常，蓄积有脓。

脉浮迟，其面热而赤，戴阳，六七日当汗出而解，反发热，迟为无阳，不能作汗，其身必痒。

脉虚而不吐、下、发汗，其面反有热，令^③色欲解，不能汗出，其身必痒。

寸曰脉弦，阴阳俱紧，清邪中上，浊邪中下。清邪中上，名曰浑。浊邪中下，名曰紧。阴中邪，名曰栗。表气微虚，里则不守，故使邪中阳。阳中邪，发

---

①饳：同"噎"。

②胃：字迹模糊，据《敦煌中医药全书》考证补。

③令：马继兴先生、钱超尘先生作"今"。

热，项强颈挛，腰痛胫酸，所谓阳中雾露。故曰清邪中上，浊邪中下。阴气为栗，足逆而冷，狂热妄出，表气微虚，里气微急。三焦相溷，内外不通。上焦怫郁，脏气相动，口烂食断。中焦不治，胃气上鼻，脾气不转，胃中为浊。荣卫不通，血凝不流。卫气前通，小便赤黄，与热相薄，因热作使，游于经络，出入脏腑。热气所过，则为痈脓。阴气前通，阳气厥微，阴无所使，客气入内，嚏而出之，声嗢便白。寒厥相追，为热所推，血凝自下，状如豚肝。阴阳俱厥，脾气孤弱，五液狂下。下焦不涩，清溲下重，令便数难，齐筑湫①痛，命将难全。脉阴阳俱紧，口中气出，唇口干燥，蜷卧，足恒冷，鼻中涕出者，舌上苔滑，勿妄治。到七日上，其人微热，足温，此为欲解。或到七八日上，反发热，此为难治。设恶寒，必欲呕；腹中痛者，利。

阴阳俱紧，主于吐利，其脉续不解。紧去人安，此为欲解。脉迟，至六七日不欲食，此为晚发，水停故也。夫为未解，食自可者，为欲解。

病六七日，手足三部脉皆至，大烦，口噤不能言，其人躁扰，此为解。

脉和，其人大烦，目重睑除，此为欲解。

---

①湫：腹中有水气。

脉浮而数，浮即为风，数即为虚，风即为热，数即恶寒。虚风相薄，则洒淅而恶寒。

敦煌本《伤寒论》（残卷）乙本（P.3287）

　　仲景曰：《阴阳大论》云，凡伤寒之病，多从风寒始也。表中风寒，必里不消化也。未有温覆而当不消者也。若病不存证，疑欲攻之者，犹须先解其表，后乃下之。若表已解，而内不消者，自非大满大实腹硬者，必内有燥屎也，自可徐徐下之，虽经四五日不能为害也。若病不宜下而强攻之者，内虚热入，则为协热，遂利、烦躁，诸变不可胜数也。则轻者困笃，重者必死。

　　夫阳盛者腑也，阴虚者脏也，此是两感脉也，汗出即死，下之即愈。若阴盛阳虚者，汗出即愈，下之则死。如是者，神丹安可误发，甘遂何可妄攻也。虚盛之治，相背①里。吉凶之机，应如影响。然则桂枝入咽，阳盛必亡也。承气入胃，阴盛必夭也。死生之要，在于须臾②瞬息之间，克于时限。然阴阳虚实交错者，

---

　　①背：原为"偕"，据《注解伤寒论》改。

　　②须臾：原缺字，据《宋本〈伤寒论〉》补入。

证候至微也。发汗吐下相反者，祸福至速也。医术浅迷[①]者，必不识不知也。病人殒没者，谓为其分也。致令怨魂塞于逵路，夭死盈于旷野。仁爱鉴兹，能不伤楚。

凡两感俱病者，治则有其先后也。发表攻里者，归本不同也。然好存生意者，乃云神丹、甘遂即可合而服之，且解其表，又除其里。巧言似是，其理实违。夫智人之举措也，恒详而慎之；愚夫之动作也，常果而速之。安危之变，岂不诡哉？世士唯知翕訾之荣，不见倾危之败。明达居然谁见本真也。近取诸身，何远之有？

---

①迷：不明音义。

敦煌本《伤寒论》（残卷）丙本（P.3287）

　　问曰：上脉状如此，未知何脏先受其灾？答曰：若汗出发润，喘而不休者，肺先绝也。身如烟熏，直视摇头者，心先绝也。唇吻反出色青者，四支①漐习者，肝先绝也。还②口梨③黑，柔汗发黄者，脾先绝也。溲便遗失，狂言、目反直视者，肾先绝也。

　　又问：未知何者藏阴阳于先绝，其状何似？答曰：若阳气先绝，阴气后竭者，死必肉色青也。若阴气先绝，阳气后竭者，死必肉色赤，腋下暖，心下热也。

---

　　①支：同"肢"。

　　②还：《金匮玉函经》《注解伤寒论》《宋本〈伤寒论〉》均作"环"。

　　③梨：《金匮玉函经》《注解伤寒论》《宋本〈伤寒论〉》均作"黧"。

金匮玉函经

汉·张仲景 著　　晋·王叔和 撰次

宋·林亿等 校正　　清·何义门 鉴定

导　读

　　《金匮玉函经》是王叔和撰次的《伤寒论》的另一个传本。北宋校正医书局在《校正〈金匮玉函经〉疏》中写道："细考前后，乃王叔和撰次之书。缘仲景有《金匮录》，故以《金匮玉函》名，聚宝而藏之之义也。"其书名，日本学者丹波元简认为是西晋葛洪所加。章太炎先生认为，《金匮玉函经》是南朝江南诸师"秘爱仲景方者所别编"。

　　《金匮玉函经》与《伤寒论》同体而别名，原因是"欲人互相检阅而为表里，以防后世之亡逸"（见北宋校正医书局《校正〈金匮玉函经〉疏》）。

　　北宋校正医书局校勘刻印的《金匮玉函经》共8卷，特点是前6卷均为《伤寒论》原文，后2卷收录《伤寒论》方剂，人称"玉函本"或"别本"，其版本早已无存。

　　《金匮玉函经》元代时已很少流传，所以后来少有人提及。清康熙中，陈世杰根据何焯的8卷《金匮玉函经》手抄本重新雕版刊行的版本是现存最早的《金匮玉函经》版本，此后出版的《金匮玉函经》全部源自此本。

《金匮玉函经》中的《证治总例》为《伤寒论》其他版本所没有，不同于《伤寒论》其他版本的医理表述，以及前证后方的编排体例，有着独特的文献价值。

本书校勘以清康熙五十五年（1716年）陈士杰的雕刻本为底本。

重刻张仲景《金匮玉函经》序

　　《金匮玉函经》八卷，汉张仲景论著，晋王叔和所撰次也，其标题盖亦后人所加，取珍秘之意。仲景当汉季年，笃好方术以拯夭横，其用心仁矣。故自《素》《难》《本草》《汤液》诸书，咸抉根得髓，其为《伤寒杂病论》，实为万世群方之祖。自叔和尊尚以后，年岁久远，错乱放失者屡矣。宋治平初，命诸臣校定，其目有三：曰《伤寒论》《金匮方论》（一名《金匮玉函要略》）以及此经是也。虽未必尽复仲景本书之旧，然一家之学粗完。余幼读二论，精微简要，务令上口，以通思索，遍求是经，独不可得。后检鄱阳马氏《经籍考》，虽列其目，而所引晁序，则实《金匮玉函要略》也。则此经盖自元时，而不行于世矣。岁壬辰，义门何内翰以予粗习张书句读，手抄宋本见授，拜受卒业，喜忘寝食。惜其讹脱者多，甚或不能以句。既无他本可校，乃博考众籍，以相证佐，补亡灭误，十得八九。稿凡数易而始可读，则掩卷而叹曰："是可报命于内翰矣。"内翰尝以古明医多以医案示人，见爱过实，嘱刻其平生医药病状之验者。予瞿然不敢当，语云："三折肱为良医。"予虽老是，然处方设剂，吾斯未信。因念是经，世久未见，而内翰既得禁方，不自秘匿，虽古人尤难之。开以传后，其弘济岂但一师之说哉！夫岐黄之书，经也。仲景之经，律也。临证疗疾，引经案律，十不失一二，论所述略具矣。是书则兼综两者，而整齐形证，附类方药，各有门部，次第不可淆乱，则知经又论之自出，尤医门之金科玉条也。八卷之中，上顺天和，以疗人患，非通三才之道，而得往圣之心者不能。观者苟能潜心玩索，而知其所以，则因病发药，应如桴鼓。顺之则能起死，畔之则立杀人。先儒以孙思邈尚为粗晓其旨，得其书者，未可谓不过与《伤寒论》及《要略》相出入，而卤莽治之也。不揆浅陋，愿与同志者熟读而精思之。

康熙丙申阳月上海陈世杰书

重刻《金匮玉函经》何焯序

　　《汉书·艺文志》载，成帝之世，诏李柱国校方技，刘氏《七略》，有医经七家，二百一十六卷，经方十一家，二百七十四卷。其存于今，独《黄帝内经》而已，《素问》《难经》《本草》之属，皆见于郑荀经簿、王阮志录要之最为古，书比于六经，继出者，东汉张仲景《伤寒论》，西晋王叔和撰次《玉函经》，二书实相表里，评病处方，具有条理，各诣其极，乃方技中之《论语》《孟子》书，不得其门者，末由语于生生也。《隋书·经籍志》与唐宋《艺文志》卷目时有不同，然行于世者，犹出宋治平间，三馆校定，可以据信。吾友陈先生怀三，研精覃思，于张、王二书有年所矣。遇疾危急，群疑共却，必予全济，于是同术惊诧，目为神奇。不知惟能熟复古贤方剂，视证所宜，不肯妄行胸臆，以人之寄命为戏剧尔。以书考之，一一可覆也。先生深闵其道之暗昧，务思援古正今，谓《伤寒论》世多有，而《金匮玉函经》几无传，乃从藏书家访求善本，与箧中本再三勘校，重开以通流之。盖仁人之用心也博与爱，其禁而戒勿泄者殊绝矣。昔东垣李明之著《伤寒会要》书，遗山元裕之为之作序。余无遗山之文辞，而此书为医学之《论语》《孟子》，其已试之效，亦不假予言而始张，特重先生之用心，可与进于孔孟之道也。辄书其后，盖先生本儒者云。

康熙丁酉正月义门何焯

重刻《金匮玉函经》序

吾宗怀三先生，自幼学儒，以多病废，遂笃嗜方书，壮年由上海流寓吴门，坐卧一阁，近十年所。手不释卷帙，精通诸禁方。然未尝以医自夸，所治辄效，益务实，不近名，名久大震。性高亮疏豁，无软熟态。两游京师，贵人争迎之，皆翩然谢归。出入里中，乘坏肩舆，有谒必往，切脉诊病，其可药与否，常直言以对，不为挟要欺佯。富贵人或为药所误，垂死乃相招，或投药有起势，遽以庸医间之，先生益厌苦，常谩语来者，曰：吾不能医富贵人也。儒门单户，有急相告，即毒热严冻，随早晚必赴，愈，不计其所酬薄厚。其学长于仲景，尝谓纲要精微，实轩岐之继别，而自晋唐以还，名家撰论，悉衍其绪，故读《伤寒论》及《要略》，不但诵数，悉能心知其意。惟恨未见《金匮玉函经》，市中见杜光庭所撰书，标题恰同，喜极购归，既启乃知非是，于是求之益亟。义门何先生知先生最深，得宋抄本授之，穷日夜校阅，即有脱误，以他书是正，历三四寒温，而后可句。寻考本序，为宋馆阁秘本，元明以来，相沿以《要略》为此经，虽丹溪之精通，安道之淹贯，盖皆未见。先生于是刻而传之，间尝语余，黄岐之经义深以远，仲景之书理切而要，不深其书，而求以通经，如讨源而未有楫也。然年久散失，晦蚀于诸家之说多矣。故吾读是书，自成无己外，注凡七十有二家，皆庋而不观，惧文多而益昧其经尔。今吾刻是，幸其久未见，不为注所庞，学者潜心刻意庶几得之，虽然，其间条绪同于《伤寒论》者几什之七，惧或者之，又略而弗观，不知发凡起例，仲景别有精义存焉，读《论》与《略》者不可阙也。余曰：经籍之显晦存乎其人，仲景悯宗人之彫丧，拯后世之夭横，其利溥矣。是经不绝如线，而今章之，其用心既与古密契，来者难诬其宝，而传之决也，则仲景一家之书，自此大昭矣。

丙申长至后长洲弟汝楫书

校正《金匮玉函经》疏

　　《金匮玉函经》与《伤寒论》同体而别名，欲人互相检阅而为表里，以防后世之亡逸，其济人之心，不已深乎。细考前后，乃王叔和撰次之书。缘仲景有《金匮录》，故以《金匮玉函》名，取宝而藏之之义也。王叔和西晋人，为太医令，虽博好经方，其学专于仲景，是以独出于诸家之右。仲景之书，及今八百余年，不坠于地者，皆其力也。但此经自晋以来，传之既久，方证讹谬，辨论不伦，历代名医虽学之，皆不得仿佛。惟孙思邈粗晓其旨，亦不能修正之，况其下者乎。

　　国家诏儒臣校正医书，臣等先校定《伤寒论》，次校成此《经》，其文理或有与《伤寒论》不同者，然其意义皆通。圣贤之法，不敢臆断，故并两存之。凡八卷，依次旧目，总二十九篇，一百一十五方。

　　恭惟

　　主上，大明抚运，视民如伤，广颁其书，为天下生生之具，直欲跻斯民于寿域者矣。

治平三年正月十八日

太子右赞善大夫臣高保衡

尚书员外郎臣孙奇

尚书司封郎中秘阁校理臣林亿

等谨上

目 录

卷一

证治总例

夫二仪之内，惟人最灵，禀天地精英之气，故与天地相参。天一生水，刚柔渐形，是以人之始生，先成其精，脑髓既足，筋骨斯成，皮坚毛长，神舍于心。头圆法天，足方象地，两目应日月，九窍应九州，四肢应四时，十二节应十二月。五脏应五音，六腑应六律。手十指应十干，足十指茎垂应十二支。三百六十节以应一岁。天有风雨，人有喜怒，天有雷电，人有音声，天有阴阳，人有男女，月有大小，人有虚实，万物皆备，乃名为人。服食五味，以养其生。味有所偏，脏有所胜，气增而久，疾病乃成。诸经脏中，金木水火土，自相克贼。地水火风，复加相乘，水行灭火，土救其母，迭为胜负，脏气不精，此为害道。不知经脉，妄治诸经，使气血错乱，正气受刑，阴阳不和，十死一生。经^①云：地水火风，合和成人。凡人火气不调，举身蒸热，风气不调，全身强直，诸毛孔闭塞，水气不调，身体浮肿，胀满喘粗。土气不调，四肢不举，言无音声，火去则身冷，风止则气绝，水竭则无血，土败则身裂。愚医不思脉道，反治其病，使脏中金木水火土互相攻克，如火炽然，重加以油，不可不慎，又使经脉者如流水迅急，能断其源者，此为上也。

凡四气合德，四神安和，人一气不调，百一病生，四神动作，四百四病，同时俱起。其有一百一病，不治自愈；一百一病，须治而愈；一百一病，难治难愈；一百一病，真死不治。

问曰：人随土地，得合阴阳，禀食五谷，随时相将，冬得温室，夏遂清凉，消渗调寒暑，四季不遭伤，恐惧畏无时，忽然致不祥，肺魄不能静，肝魂欲飞扬，心神失所养，脾肾亦乖方。六腑彷徨乱，何以致安康。非针药不定，盍自究精详。答曰：肝虚则目暗，其魂自飞扬；肺衰则气上，其魄自掩藏；心虚则不定，诸脏受迍殃，脾肾虚衰至，内结作痈疮；六腑病蝟集，诸脉失经常。及时加针药，勿使及沦亡。

古者上医相色，中医听声，下医诊脉。诊候之

---

① 经：此处的"经"指佛经《金光明经》。

法，固是不易。又云：问而知之，别病深浅，命曰巧焉。上医相色知病者，色脉与身形不得相失，黑乘赤者死，赤乘青者生之类。中医听声知病者，声合五音，火闻水声，烦闷惊悸，木得金声，恐畏相刑，脾者土也，生育万物，回助四傍，善者不见，恶则归之，太过则四肢不举，不及则九窍不通，六识闭塞，犹如醉人，四季运转，终而复始。下医诊脉知病者，源流移转，四时逆顺，相害相生，审知脏腑之微，此为妙也。

夫诊法：常以平旦，阴气未动，阳气未散，饮食未进，经脉未盛，络脉调匀，气血未乱，精取其脉，知其逆顺，必察四难而明告之，然愚医不能如斯。逆四难而生乱阶者，此为误也。

肝病治肺，心病折肾，其次取俞募，不令流转脏腑。见肝之病，当泻肺金补肝木，木子火为父报仇，故火克金，子病以母补之，母病以子泻之。盖云：王者不受其邪，而为邪传，以得奸贼之侵病，及于一脏之中，五贼相害，于彼前路，当先断之一脏，不可再伤，精神不中数劳，次取俞募，其令五邪气当散去之。

凡妇人之病，比之男子，十倍难治。考诸经言，病本一体，所以难治者，妇人众阴所集，常与湿居，十五以上，阴气浮溢，百想经心，内伤五脏，外损姿容，月水去留，前后交互，瘀血停凝，中路断绝，其中伤堕，不可具论，生熟二脏，虚实交错，恶血内漏，气脉损竭，或饮食无度，损伤非一，或胎疮未愈，而合阴阳，或出行风来便利穴厕之上，风从下入，便成十二痼疾。男子病者，众阳所归，常居于燥，阳气游动，强力施泄，便成劳损，损伤之病，亦众多矣。食草者力，食谷者智，食肉者勇。以金治金，真得其真；以人治人，真得人神。

凡欲和汤合药灸刺之法，宜应精思，必通十二经脉，三百六十孔穴。营卫气行，知病所在，宜治之法，不可不通，汤散丸药，针灸膏摩，一如其法。然愚医不通十二经脉，不知四时之经，或用汤药倒错，针灸失度，顺方治病，更增他疾，惟致灭亡。故张仲景曰：哀哉烝民，枉死者半，可谓世无良医，为其解释。

吾常见愚人疾病，有三不治：重财轻命一不治，服食不节二不治，信邪贼药三不治。若主候常存，形色未病，未入腠理，针药及时，服将调节，委以良医，病无不愈，咸共思之。又自非究明医术，素识明堂流注者，则身中荣俞，尚不能知其所在，安能用针药以治疾哉。今列次第，以示后贤，使得传之万世。

张仲景曰：若欲治疾，当先以汤洗涤五脏六腑，开通经脉，理导阴阳，破散邪气，润泽枯槁，悦人皮肤，益人气血，水能净万物，故用汤也。若四肢病久风冷发动，次当用散，散能逐邪风湿痹，表里移走，居无常处者，散当平之。次当用丸，丸能逐沉冷，破积聚，消诸坚症，进饮食，调营卫，能参合而行之者，可谓上工。医者意也，圣道非不妙，愚医不能寻圣意之要妙，怨嗟药石不治者，此为谬也，非圣人之过也。又能寻膏煎摩之者，亦古之例也。虚则补之，实则泻之，寒则散之，热则去之，不虚不实，以经取之。虚者十补，勿一泻之，实者泻之，虚实等者，泻勿太泄，膏煎摩之，勿使复也。若虚者重泻真气绝，实者补之重其疾，大热之气，寒以取之，盛热之气，以寒发之，又不须汗下而与汗下之者，此为逆也。仲景曰：不须汗而强与汗之者，夺其津液，令人枯竭而死。又须汗而不与汗之者，使诸毛孔闭塞，令人闷绝而死。又不须下而强与下之者，令人开肠洞泄，便溺不禁而死。又须下而不与下之者，令人心内懊恢，胀满烦乱，浮肿而死。又不须灸而强与灸之者，令人火邪入腹，干错五脏，重加其烦而死。又须灸而不与灸之者，使冷结重冰，久而弥固，气上冲心，无地消散，病笃而死。又须珍贵之药，非贫家野居所能立办，由是怨嗟以为药石无验者，此弗之思也。

　　问曰：凡和合汤药，治诸草石虫兽，用水升合，消减之法则云何？答曰：凡草木有根茎枝叶皮毛花实，诸石有软鞭消走，诸虫有毛羽甲角头尾骨足之属，有须烧炼炮炙，生熟有定，一如后法。顺方是福，逆之者殃。又或须皮去肉，或去皮须肉，或须根去茎，又须花须实，依方拣采，治削极令净洁，然后升合秤两，勿令参差。药有相生相杀，相恶相反，相畏相得，气力有强有弱，有君臣相理，佐使相持。若不广通诸经，焉知草木好恶，或医自以意加减，更不依方分配，使诸草石，强弱相欺，胜负不顺，入人腹内，不能治病，自相斗争，使人逆乱，力胜刀剑，若调和得宜，虽未去病，犹得利安五脏。令病无至增剧。若合治汤药，当取井花水，极令洁净，升斗勿令多少，煮之调和，一如其法。若合蜜丸，当须看第七卷，令童子杵之，极令细熟，杵数千百下，可至千万，过多益佳，依经文和合调匀。当以四时王相日造合。则所求皆得，穰灾灭恶，病者得瘥，死者更生，表针纳药，与之令服，可调千金之药，内消无价之病。

　　夫用针刺者，先明其孔穴，补虚泻实，送坚付濡，以急随缓，营卫常行，勿失其理，行其针者，不乱乎心，口如衔索，目欲内视，消息气血，不得妄行。针入一分，知天地之气；针入二分，知呼吸之气；针入三分，知逆顺之气。针皮毛者，勿伤血脉；针血脉者，勿伤肌肉；针肌肉者，勿伤筋膜；针筋膜者，勿伤骨髓。经曰：东方甲乙木，主人筋膜魂；南方丙丁火，主人血脉神；西方庚辛金，主人皮毛魄；北方壬癸水，主人骨髓志；中央戊己土，主人肌肉智。针伤筋膜者，令人愕视失魂；针伤血脉者，令人烦乱失神；针伤皮毛者，令人上气失魄；针伤骨髓者，令人呻吟失志；针伤肌肉者，令人四肢不举失智。针能杀生人，亦能起死人。

凡用针之法，补泻为先，呼吸应江汉，补泻应星斗，经纬有法则，阴阳不相干，震为阳气始，兑为阴气终，坎为太玄华，坤为太阴精。欲补从卯南，欲泻从西北，针入因日明，针出随月光。夫治阴阳风邪，身热脉大者，以烽针刺之。治诸邪风鬼疰痛处少气，以毛针去之。凡用烽针者，除疾速也，先补五呼，刺入五分，留入十呼，刺入一寸，留二十呼，随师而将息之。刺急者，深内而久留之；刺缓者，浅内而疾发针。刺大者，微出其血，刺滑者，浅内而久留之，刺涩者，必得其脉，随其逆顺，久留之，疾出之，压穴勿出其血，刺诸小弱者，勿用大针。然气不足，宜调以甘药，余三针者，止中破痈坚痛结息肉也。非治人疾也。

夫用灸之法，头身腹背肩臂手足偃仰侧其上中诸部，皆是阴阳营卫经络俞募孔穴，各有所主。相病正形，随五脏之脉，当取四时相害之脉，如浮沉滑涩，与灸之人，身有大小长短，骨节丰狭，不可以情取之。宜各以其部分尺寸量之，乃必得其正，诸度孔穴，取病人手大拇指第一节，横度为一寸，四指为一部，亦言一夫，又以文理缝纵会言者，亦宜审详。

凡点灸法，皆取平正身体，不得倾侧宽纵缩狭也。

若坐点则坐灸之，卧点则卧灸之，立点则立灸之。反此者，不得其穴。

凡诸言壮数者，皆以中平论也。若其人丁壮，病重者可复一倍，其人老弱，病微者可复减半。然灸数可至二三百也，可复倍加火治之，不然则气不下沉，虽焦而病不愈，又新生小儿，满一晬以还者，不过一七止，其壮数多少，随病大小也。凡灸须合阴阳九部诸府，各有孔穴，而有多少。故头背为阳部，参阴而少，臂脚为阳部，亦参阴而少，胸为阴部，参阳而少，腹为阴部，亦参阳而少，此为阴阳营卫经脉事也。行壮多少在数，人病随阴阳而灼灸之。若不知孔穴，勿妄灸之，使病增重。又人体腰以上为上部，腰以下为下部，外为阳部，内为阴部，营卫脏腑周流，名曰经络，是故丈夫四十以上气在腰，妇人四十以上气在乳，以丈夫先衰于下，妇人先衰于上。灸之生熟，亦宜撙节全之，法当随病迁转，大法外气务生，内气务熟，其余随宜耳。头者身之元首，人神之所注，气血精明，三百六十五络，皆归于头。头者诸阳之会也，故头病必宜审之灸其穴，不得乱灸，过多伤神，或阳精玄精阴魄再卒，是以灸头止得满百，背者是体之横梁，五脏之系着，太阳之会合，阴阳动发，冷热成病，灸大过熟，大害人也。臂脚手足者，人之枝干，其神系于五脏六腑，随血脉出，能远近采物，临深履薄，养于诸经，其地狭浅，故灸宜少，过多则内神不得入，精神闭塞，否滞不仁，即手臂不举，故四肢之灸，不宜太熟也。然腹脏之内，性贪五味，无厌成疾，风寒固结，水谷不消，灸当宜熟，若大杼、脊中、肾俞、膀胱、八髎，可至二百壮，心主手足太阴，可至六七十壮，三里、太溪、太冲、阴阳二泉、上下二廉，可至百壮，腹上、上管、下管、太仓、关元，可至一百壮，若病重者，三复之乃愈耳。若治诸沉结寒冷，必灸之宜熟，量病轻重而攻治之，表针纳药，随宜用之，消息将之，与天同心，百年永安，终无横夭。此要略说之，非贤勿传，请秘而用之，今以察色诊脉，辨病救疾，可行合宜之法，并方药共成八卷，号为《金匮玉函经》，其篇目次第，列于卷首。

卷二

辨痉湿暍第一

太阳病，痉、湿、暍三种，宜应别论，以为与伤寒相似，故此见之。

太阳病，发热无汗，而反恶寒，是为刚痉。

太阳病，发热汗出，而不恶寒，是为柔痉。

太阳病，发热，其脉沉细，是为痉。

太阳病，发其汗，因致痉。

病者，身热足寒，颈项强恶寒，时头热面赤，目脉赤，独头动摇，卒口噤，背反张者，为痉。

脊强者，五痉之总名，其证卒口噤，背反张而瘛疭，诸药不已，可灸身柱、大椎、陶道。

太阳病，无汗，而小便反少，气上冲胸，口噤不得语，欲作刚痉，葛根汤主之。

刚痉为病，胸满口噤，卧不著席，脚挛急，其人必龄齿，可与大承气汤。

痉病，发其汗已。其脉浛浛如蛇，暴腹胀大者为欲解，脉如故，反复弦者，必痉。

痉脉来按之筑筑而弦，直上下行。

痉家其脉伏坚，直上下。

夫风病，下之则痉，复发其汗，必拘急。

太阳病，其症备，身体强，几几然，脉沉迟，此为痉，栝楼桂枝汤主之。

痉病有灸疮，难疗。

疮家，虽身疼痛，不可发其汗，汗出则痉。

太阳病，而关节疼烦，其脉沉缓，为中湿。

病者一身尽疼烦，日晡即剧，此为风湿，汗出当风所致也。

湿家之为病，一身尽疼，发热，而身色似熏黄也。

湿家之为病，其人但头汗出而背强，欲得被覆向火。若下之蚤则哕，或胸满，小便不利，舌上如苔，此为丹田有热，胸上有寒，渴欲饮而不能饮，则口燥烦也。

湿家下之，额上汗出，微喘，小便利者，死；若下利不止者，亦死。

问曰：病风湿相搏，身体疼痛，法当汗出而解，值天阴雨溜不止。师云：此可发汗，汗之而其病不愈者，何故？答曰：发其汗，汗大出者，但风气去，湿气仍在，是故不愈。若治风湿者，发其汗，微微似欲出汗者，则风湿俱去也。

病身上疼痛，发热面黄而喘，头痛鼻塞而烦，其脉大，自能饮食，腹中和无病，病在头中寒湿，故鼻塞，纳药鼻中，即愈。

湿家身烦疼，可与麻黄汤加术四两，发其汗为宜，慎不可以火攻之。

风湿脉浮，身汗出，恶风者，防己汤主之。

太阳中热，暍是也，其人汗出，恶寒，身热而渴也，白虎汤主之。

太阳中暍，身热疼重，而脉微弱，此以夏月伤冷水，水行肤中所致也，瓜蒂汤主之。

太阳中暍，发热恶寒，身重而疼痛，其脉弦细芤迟，小便已，洒洒然毛耸，手足逆冷，小有劳，身即热，口开，前板齿燥。若发其汗，恶寒则甚。加温针，发热益甚。数下之，则淋甚。

辨脉第二

问曰：脉有阴阳，何谓也？答曰：脉大为阳，浮为阳，数为阳，动为阳，滑为阳；沉为阴，涩为阴，弱为阴，弦为阴，微为阴。阴病见阳脉者生，阳病见阴脉者死。

问曰：脉有阳结、阴结者，何以别之？答曰：其脉自浮而数，能食不大便，名曰阳结，期十七日当剧。其脉自沉而迟，不能食，身体重，大便反坚，名曰阴结，期十四日当剧。

问曰：病有洒淅恶寒，而复发热者，何也？答曰：阴脉不足，阳往从之；阳脉不足，阴往乘之。何谓阳不足？答曰：假令寸口脉微，为阳不足。阴气上入阳中，则洒淅恶寒。何谓阴不足？答曰：尺脉弱为阴不足，阳气下陷入阴中，则发热。

阳脉浮，阴脉弱者，则血虚。血虚则筋急。

其脉沉者，营气微也。其脉浮，而汗出如流珠者，卫气衰也。营气微，加烧针，血留不行，更发热而躁①烦也。

脉蔼蔼如车盖者，名曰阳结也。

脉累累如循长竿者，名曰阴结也。

脉聂聂如吹榆荚者，名曰散也。

脉瞥瞥如羹上肥者，阳气脱也。

脉萦萦如蜘蛛丝者，阳气衰也。

脉绵绵如泻漆之绝者，亡其血也。

脉来缓时一止复来，名曰结。脉来数时一止复来，名曰促。脉阳盛则促，阴盛则结，此皆病脉。

阴阳相搏，名曰动。阳动则汗出，阴动则发热。

---

①躁：原为"燥"，据《宋本〈伤寒论〉》改。

形冷恶寒者，此三焦伤也。若数脉见于关上，上下无头尾，如豆大，厥厥动摇者，名曰动也。

阳脉浮大而濡，阴脉浮大而濡，阴与阳同等者，名曰缓也。

脉浮而紧者，名曰弦也。弦者状如弓弦，按之不移也。脉紧者，如转索无常也。

脉弦而大，弦即为减，大即为芤。减即为寒，芤即为虚。寒虚相搏，脉即为革。妇人即半产漏下，男子即亡血失精。

问曰：病有战而汗出自得解者，何也？答曰：其脉浮而紧，按之反芤，此为本虚，故当战而汗出也。其人本虚，是以发战。以脉浮，故当汗出而解。若脉浮而数，按之不芤，此本不虚。若欲自解，但汗出耳，即不发战也。

问曰：病有不战而汗出解者，何也？答曰：其脉大而浮数，故知不战汗出而解也。

问曰：病有不战，复不汗而解者，何也？答曰：其脉自微，此以曾发汗、若吐、若下、若亡血，内无津液，阴阳自和，必自愈，故不战不汗而解也。

问曰：伤寒三日，其脉浮数而微，病人身自凉和者，何也？答曰：此为欲解也，解以夜半。脉浮而解者，濈然汗出也。脉数而解者，必能食也。脉微而解者，必大汗出也。

问曰：脉病欲知愈未愈，何以别之？答曰：寸口、关上、尺中三处，大小、浮沉、迟数同等，虽有寒热不解者，此脉阴阳为和平，虽剧当愈。

师曰：立夏得洪大脉，是其本位。其人病身体苦疼重者，须发其汗。若明日身不疼不重者，不须发汗。若汗濈濈然自出者，明日便解矣。何以言之？立夏脉洪大［一本作"浮大"］，是其时脉，故使然也。四时仿此。

问曰：凡病欲知何时得？何时愈？答曰：假令夜半得病者，日中愈。日中得病者，夜半愈。何以言之？日中得病夜半愈者，以阳得阴则解也；夜半得病日中愈者，以阴得阳则解也。

夫寸口脉，浮在表，沉在里，数在腑，迟在脏。假令脉迟，此为在脏。

趺阳脉浮而涩，少阴脉如经，其病在脾，法当下利。何以知之？脉浮而大者，气实血虚也。今趺阳脉浮而涩，故知脾气不足，胃气虚也。以少阴脉弦而浮，才见此为调脉，故称如经。而反滑数者，故知当溺脓也。

寸口脉浮而紧，浮即为风，紧即为寒。风即伤卫，寒即伤营。营卫俱病，骨节烦疼，当发其汗也。

趺阳脉迟而缓，胃气如经也。趺阳脉浮而数，浮则伤胃，数则动脾，此非本病，医特下之所为也。营卫内陷，其数先微，脉反但浮，其人必大便坚，气噫而除。何以言之？脾脉本缓，今数脉动脾，其数先微，故知脾气不治，大便坚，气噫而除。今脉反浮，其数改微，邪气独留，心中则饥，邪热不杀谷，潮热发渴，数脉当退缓，脉因前后度数如法，病者则饥。数脉不时，则生恶疮也。

师曰：病人脉微而涩者，此为医所病也。大发其汗，又数大下之，其人亡血，病当恶寒，而发热无休止，时夏月盛热，而欲著复衣，冬月盛寒，而欲裸其体，所以然者，阳微即恶寒，阴弱即发热。医发其汗，使阳气微，又大下之，令阴气弱。五月之时，阳气在表，胃中虚冷，内以阳微不能胜冷，故欲著复衣。十一月之时，阳气在里，胃中烦热，内以阴弱不能胜热，故欲裸其体。又阴脉迟涩，故知亡血也。

脉浮而大，心下反坚，有热，属脏者，攻之，不令发汗。属腑者，不令溲数，溲数则便坚。汗多则热愈，汗少即便难，脉迟尚未可攻。

趺阳脉数微涩，少阴反坚，微即下逆，涩即躁烦，少阴坚者，便即为难。汗出在头，谷气为下。便难者令微溏，不令汗出，甚者遂不得便，烦逆鼻鸣，上竭下虚，不得复还。

脉浮而洪，躯汗如油，喘而不休，水浆不下，形体不仁，乍静乍乱，此为命绝，未知何脏先受其灾。

若汗出发润，喘而不休，此为肺绝。阳反独留，形体如烟熏，直视摇头，此为心绝。唇吻反青，四肢絷习，此为肝绝。环口黧黑，柔汗发黄，此为脾绝。溲便遗失、狂语、目反直视，此为肾绝，又未知何脏阴阳先绝。若阳气先绝，阴气后竭，其人死，身色必青，肉必冷。阴气先绝，阳气后竭，其人死，身色必赤，腋下温，心下热也。

寸口脉浮大，医反下之，此为大逆。浮即无血，大即为寒，寒气相搏，即为肠鸣。医乃不知，而反饮之水，令汗大出，水得寒气，冷必相搏，其人即噎。趺阳脉浮，浮即为虚，浮虚相搏，故令气噎，言胃气虚竭也。脉滑则为哕。此为医咎，责虚取实，守空迫血。脉浮、鼻口燥者，必衄。

诸脉浮数，当发热，而洒淅恶寒。若有痛处，食饮如常者，蓄积有脓也。

脉浮而迟，面热赤而战惕者，六七日当汗出而解。反发热者瘥迟。迟为无阳，不能作汗，其身必痒也。

脉虚者，不可吐、下、发汗，其面反有热色为欲解。不能汗出，其身必痒。

寸口脉，阴阳俱紧，法当清邪中上，浊邪中下。清邪中上，名曰洁；浊邪中下，各曰浑。阴中于邪，必内栗，表气微虚，里气失守，故使邪中于阴也。阳中于邪，必发热、头痛、项强、颈挛、腰痛、胫酸，所谓阳中雾露之气，故曰清邪中上，浊邪中下。阴气为栗，足膝逆冷，溲便妄出，表气微虚，里气微急。三焦相溷，内外不通。若上焦怫郁，脏气相熏，口烂食断。若中焦不治，胃气上冲，脾气不转，胃中为浊，营卫不通，血凝不流。卫气前通，小便赤黄，与热相搏，因热作使，游于经络，出入脏腑，热气所过，即为痈脓。阴气前通，阳气厥微，阴无所使，客气内入，嚏而出之，声嗢咽塞。寒厥相追，为热所拥，血凝自下，状如豚肝。阴阳俱厥，脾气弧弱，五液注下，若下焦不阖，清便下重，令便数难，脐筑湫痛，命将难全。

脉阴阳俱紧，口中气出，唇口干燥，蜷卧足冷，鼻中涕出，舌上苔滑，勿妄治也。到七日已来，其人微发热，手足温，此为欲解，或到八日以上，反大发热，此为难治。设恶寒者，必欲呕。腹痛者，必欲利也。

脉阴阳俱紧，至于吐利，其脉独不解。紧去人安，此为欲解。若脉迟，至六七日，不欲食，此为晚发，水停故也，为未解。食自可者，为欲解。

病六七日，手足三部脉皆至，大烦，口噤不能言，其人躁扰，此为欲解。若脉和，其人大烦，目重，睑内际黄，亦为欲解。

脉浮而数，浮即为风，数即为虚，风即发热，虚即恶寒，风虚相搏，则洒淅恶寒而发热也。

跌阳脉浮而微，浮即为虚，微即汗出。

脉浮而滑，浮即为阳，滑即为实，阳实相搏，其脉数疾，卫气失度。浮滑之脉数疾，发热汗出者，此为不治。

脉散，其人形损，伤寒而咳上气者，死。

脉微而弱，微即为寒，弱即发热，当骨节疼痛，烦而极出汗。

寸口脉濡而弱，濡即恶寒，弱即发热，濡弱相搏，脏气衰微，胸中苦烦，此非结热，而反劫之，居水渍布冷铫贴之，阳气遂微。诸腑无所依，阴脉凝聚，结在心下，而不肯移。胃中虚冷，水谷不化，小便纵通，复不能多。微则可救，聚寒在心下，当奈何。

辨太阳病形证治上第三

夫病有发热而恶寒者，发于阳也。不热而恶寒者，发于阴也。发于阳者七日愈，发于阴者六日愈，以阳数七，阴数六故也。

太阳之为病，头项强痛而恶寒。

太阳病，其脉浮。

太阳病，发热汗出而恶风，其脉缓，为中风。

太阳中风，发热而恶寒。

太阳病，或已发热，或未发热，必恶寒，体痛，呕逆，其脉阴阳俱紧，为伤寒。

伤寒一日，太阳脉弱，至四日，太阴脉大。

伤寒一日，太阳受之，脉若静者为不传，颇欲吐，躁烦脉数急者，乃为传。

伤寒，其二阳证不见，此为不传。

伤寒三日，阳明脉大者，为欲传。

伤寒三日，少阳脉小者，为欲已。

太阳病，发热而渴，不恶寒，为温病，若发汗已，身体灼热者，为风温，风温之为病，脉阴阳俱浮，汗出体重，多眠，鼻息必鼾，语声难出。若下之，小便不利，直视失溲。若被火，微发黄，剧则如惊痫，时瘈疭发作，复以火熏之。一逆尚引日，再逆促命期。

太阳病，三四日不吐下，见芤乃汗之。

太阳病头痛，至七日有当愈者，其经竟故也，若欲作再经者，当针足阳明，使经不传，则愈。

太阳病欲解时，从巳尽未。

风家表解，而不了了者，十二日愈。

夫病身大热，反欲得衣者，寒在骨髓，热在皮肤，身大寒，反不欲近衣者，热在骨髓，寒在皮肤也。

太阳中风，阳浮而阴濡弱，阳浮者热自发，濡弱者汗自出，啬啬恶寒，淅淅恶风，翕翕发热，鼻鸣干呕，桂枝汤主之。

太阳病，发热汗出，此为营弱卫强，故使汗出，欲解邪风，桂枝汤主之。

太阳病，头痛发热，汗出恶风，桂枝汤主之。

太阳病，项背强几几，而反汗出恶风，桂枝汤主之。论云：桂枝加葛根汤主之。

太阳病，下之，其气上冲者，可与桂枝汤；不冲者，不可与之。

太阳病三日，已发汗，若吐、若下、若温针而不解，此为坏病，桂枝不复中与也。观其脉证，知犯何逆，随证而治之。

桂枝汤，本为解肌，其人脉浮紧，发热无汗，不可与也。常须识此，勿令误也。

酒客不可与桂枝汤，得之则呕，酒客不喜甘故也。

喘家，作桂枝汤加厚朴、杏仁佳。

服桂枝汤吐者，其后必吐脓血。

太阳病，发其汗，遂漏而不止，其人恶风，小便难，四肢微急，难以屈伸，桂枝加附子汤主之。

太阳病，下之，其脉促，胸满，桂枝去芍药汤主之。若微恶寒者，桂枝去芍药加附子汤主之。

太阳病，得之八九日，如疟状，发热而恶寒，热多而寒少，其人不呕，清便自调，日二三发，脉微缓者为欲愈。脉微而恶寒，此阴阳俱虚，不可复吐下发汗也，面反有热色者，为未欲解，以其不能得小汗出，身必当痒，桂枝麻黄各半汤主之。

太阳病，初服桂枝汤，反烦不解者，当先刺风池、风府，却与桂枝汤即愈。

服桂枝汤大汗出，若脉但洪大，与桂枝汤，若其形如疟，一日再发，汗出便解，宜桂枝二麻黄一汤。

服桂枝汤，大汗出后，大烦渴不解，若脉洪大者，白虎加人参汤主之。

太阳病，发热而恶寒，热多寒少，脉微弱者，此无阳也，不可复发其汗，宜桂枝二越婢一汤。

服桂枝汤，或下之，仍头项强痛，翕翕发热，无汗，心下满而微痛，小便不利者，桂枝去桂加茯苓白术汤主之。

伤寒脉浮，自汗，小便数，颇微恶寒。论曰：心烦微恶寒，两脚挛急，反与桂枝汤，欲攻其表，得之便厥，咽干，烦躁，吐逆，当作甘草干姜汤，以复其阳，厥愈足温，更作芍药甘草汤与之，其脚即伸。若胃气不和，谵语，少与调胃承气汤。若重发汗，复加烧针者，四逆汤主之。

问曰：证象阳旦，按法治之而增剧，厥逆，咽中干，两胫拘急而谵语，师言夜半手足当温，两脚当伸，后如师言，何以知之？答曰：寸口脉浮而大，浮即为风，大即为虚，风则生微热，虚则两胫挛，其形象桂枝，因加附子于其间，增桂令汗出，附子温经，亡阳故也。厥逆咽中干，烦躁，阳明内结，谵语烦乱，更饮甘草干姜汤，夜半阳气还，两足当热，胫尚微拘急，与芍药甘草汤，尔乃胫伸，与承气汤微溏，止其谵语，故知其病可愈。

太阳病，项背强几几，无汗恶风者，葛根汤主之。

太阳与阳明合病，必自利，葛根汤主之。不下利但呕者，葛根加半夏汤主之。

太阳病，桂枝证，医反下之，遂利不止，其脉促，表未解，喘而汗出，葛根黄连黄芩汤主之。

太阳病，头痛发热，身体疼，腰痛，骨节疼痛，恶风，无汗而喘，麻黄汤主之。

太阳与阳明合病，喘而胸满者，不可下，宜麻黄汤主之。

病十日已去，其脉浮细，嗜卧，此为外解，设胸满胁痛，与小柴胡汤，脉浮者，与麻黄汤。

太阳中风，脉浮紧，发热恶寒，身体疼痛，不汗出，而烦躁头痛，大青龙汤主之。若脉微弱，汗出恶风不可服，服则厥，筋惕肉瞤，此为逆也。

伤寒脉浮缓，其身不疼，但重乍有轻时，无少阴证者，可与大青龙汤发之。

伤寒表不解，心下有水气，咳而发热，或渴，或利，或噎，或小便不利，小腹满，或微喘，小青龙汤主之。

伤寒心下有水气，咳而微喘，发热不渴，服汤已，而渴者，此为寒去欲解，小青龙汤主之。

太阳病，外证未解，其脉浮弱，当以汗解，宜桂枝汤主之。

太阳病，下之微喘者，表未解故也，桂枝加厚朴杏仁汤主之。

太阳病，外证未解者，不可下，下之为逆，解外者，宜桂枝汤主之。

太阳病，先发汗不解，而下之，其脉浮不愈，浮为在外，而反下之，故令不愈。今脉浮，故知在外，当解其外则愈，宜桂枝汤。

太阳病，脉浮紧，无汗而发热，其身疼痛，八九日不解，其表候仍在，此当发其汗，服药已微除。其人发烦目瞑，剧者必衄，衄乃解，所以然者，阳气重故也，麻黄汤主之。

太阳病，脉浮紧，发热，其身无汗，自衄者愈。

二阳并病，太阳初得病时，发其汗，汗先出不彻。因转属阳明，续自微汗出，不恶寒，若太阳病证不罢，不可下，下之为逆，如此者可小发其汗。设面色缘缘正赤者，阳气怫郁不得越，当解之、熏之，当汗而不汗，其人躁烦，不知痛处，乍在腹中，乍在四肢，按之不可得，其人短气，但坐以汗出不彻故也，更发其汗即愈。何以知汗出不彻，以脉涩故知之。

脉浮数，法当汗出而愈，若下之，身体重心悸者，不可发汗，当自汗出而解。所以然者，尺中脉微，此里虚，须表里实，津液自和，即自汗出愈。

脉浮而紧，法当身疼头痛，宜以汗解之，假令尺中脉迟者，不可发其汗，何以故？此为营气不足，血气微少故也。

脉浮者，病在表，可发汗，宜麻黄汤。一云"桂枝汤"。

脉浮而数者，可发汗，宜麻黄汤。

病常自汗出者，此为营气和，卫气不和故也。营行脉中，为阴主内，卫行脉外，为阳主外，复发其汗，卫和则愈，宜桂枝汤。

病人脏无他病，时发热，自汗出而不愈，此卫气不和也，先时发汗即愈，宜桂枝汤。

伤寒，脉浮紧，不发汗，因致衄者，宜麻黄汤。

伤寒，不大便，六七日，头痛有热，未①可与承气汤，其小便反清，此为不在里而在表也，当发其汗。头痛者必衄，宜桂枝汤。

伤寒，发汗已解，半日许，复烦，其脉浮数，可与复发汗，宜桂枝汤。

凡病若发汗、若吐、若下、若亡血无津液，而阴

---

① 未：《宋本〈伤寒论〉》《注解伤寒论》均无此字。

阳自和者，必自愈。

大下后，发汗，其人小便不利，此亡津液，勿治之，其小便利，必自愈。

下之后，发其汗，必振寒，脉微细，所以然者，内外俱虚故也。

下之后，复发其汗，昼日烦躁不得眠，夜而安静，不呕不渴，而无表证，脉沉微，身无大热者，干姜附子汤主之。

发汗后，身体疼痛，其脉沉迟，桂枝加芍药生姜人参汤主之。

发汗后，不可更行桂枝汤，汗出而喘，无大热者，可与麻黄杏子甘草石膏汤。

发汗过多，其人叉手自冒心，心下悸，欲得按者，桂枝甘草汤主之。

发汗后，其人脐下悸者，欲作贲豚，茯苓桂枝甘草大枣汤主之。

发汗后，腹胀满，厚朴生姜甘草半夏人参汤主之。

伤寒，若吐、若下、若发汗后，心下逆满，气上冲胸，起即头眩，其脉沉紧，发汗即动经，身为振振摇，茯苓桂枝白术甘草汤主之。

发其汗不解，而反恶寒者，虚故也，芍药甘草附子汤主之。不恶寒，但热者实也，当和胃气，宜小承气汤^①。

发汗，若下，病仍不解，烦躁，茯苓四逆汤主之。

太阳病，发汗后，大汗出，胃中干，烦躁不得眠，其人欲引水，当稍饮之，令胃中和则愈，若脉浮，小便不利，微热消渴者，与五苓散主之。

发汗后，脉浮而数，烦渴者，五苓散主之。

伤寒，汗出而渴者，五苓散主之。不渴者，茯苓甘草汤主之。

中风发热，六七日不解而烦，有表里证，渴欲饮水，水入即吐，此为水逆，五苓散主之。

未持脉时，病人叉手自冒心，师因教试令咳，而不即咳者，此必两耳聋无闻也，所以然者，以重发其开，虚故也。

发汗后，饮水多者必喘，以水灌之亦喘。

发汗后，水药不得入口为逆。

发汗吐下后，虚烦不得眠，剧者反覆颠倒，心中懊憹，栀子豉汤主之。若少气，栀子甘草豉汤主之。若呕，栀子生姜豉汤主之。

发汗，若下之，烦热胸中窒者，栀子豉汤主之。

伤寒，五六日，大下之后，身热不去，心中结痛，

①宜小承气汤：《宋本〈伤寒论〉》《注解伤寒论》均为"与调胃承气汤"。

此为未解，栀子豉汤主之。

伤寒下后，烦而腹满，卧起不安，栀子厚朴汤主之。

伤寒，医以丸药大下之，身热不去，微烦，栀子干姜汤主之。

凡用栀子汤证，其人微溏者，不可与服之。

太阳病，发其汗而不解，其人仍发热，心下悸，头眩身瞤而动，振振欲擗地者，真武汤主之。

咽喉干燥者，不可发其汗。

淋家，不可发汗，发其汗必便血。

疮家，虽身疼痛，不可攻其表，汗出则痉。

衄家，不可攻其表，汗出必额上促急而紧，直视不能眴，不得眠。

亡血家，不可攻其表，汗出则寒栗而振。

汗家，重发其汗，必恍惚心乱，小便已，阴疼，与禹余粮丸。

病人有寒，复发其汗，胃中冷，必吐蛔。

本发汗，而复下之，为逆，先发汗者，治不为逆，本先下之，而反汗之，为逆，先下之者，治不为逆。

伤寒，医下之，续得下利清谷不止，身体疼痛，急当救里，后身疼痛，清便自调，急当救表，救里宜四逆汤，救表宜桂枝汤。

病发热头痛，脉反沉，若不瘥，身体更疼痛，当救其里，宜四逆汤。

太阳病，先下之而不愈，因复发其汗，表里俱虚，其人因致冒，冒家当汗出自愈，所以然者，汗出表和故也。里未和，然后复下之。

太阳病未解，脉阴阳俱停，必先振汗而解，但阳微者先汗之而解，阴微者先下之而解，汗之宜桂枝汤，下之宜承气汤。

血弱气尽，腠理开，邪气因入，与正气相搏，结于胁下，正邪分争，往来寒热，休作有时，嘿嘿不欲食饮，脏腑相连，其痛必下，邪高痛下，故使呕也，小柴胡汤主之。

服柴胡汤已，渴者，此为属阳明，以法治之。

得病六七日，脉迟浮弱，恶风寒，手足温，医二三下之，不能食，其人胁下满痛，面目及身黄，颈项强，小便难，与柴胡汤后，必下重，本渴饮水而咽，柴胡汤不复中与也，食谷者哕。

中风，五六日，伤寒，往来寒热，胸胁苦满，嘿嘿不欲饮食，心烦喜呕，或胸中烦而不呕，或渴，或腹中痛，或胁下痞坚，或心中悸，小便不利，或不渴，外有微热，或咳，小柴胡汤主之。

伤寒，四五日，身热恶风，颈项强，胁下满，手足温而渴，小柴胡汤主之。

伤寒，阳脉涩，阴脉弦，法当腹中急痛，先与小建中汤。不瘥,即与小柴胡汤主之。

伤寒中风,有小柴胡证,但见一证便是,不必悉具。

凡柴胡汤证,而下之,柴胡证不罢者,复与柴胡汤,必蒸蒸而振,却发热汗出而解。

伤寒,二三日,心中悸而烦,小建中汤主之。

太阳病,过经十余日,及二三下之,后四五日柴胡证仍在,先与小柴胡汤,呕止小安,其人郁郁微烦者,为未解,与大柴胡汤下之,愈。

伤寒,十三日不解,胸胁满而呕,日晡发潮热而微利,此本柴胡证,下之不得利,今反利者,知医以丸药下之,非其治也。潮热者实也,先再服小柴胡汤解其外,后以柴胡加芒硝汤主之。

伤寒十三日,过经而谵语,内有热也,当以汤下之,小便利者,大便当坚,而反下利,其脉调和者,知医以丸药下之,非其治也。自利者,其脉当微厥,今反和者,此为内实也,调胃承气汤主之。

太阳病不解,热结膀胱,其人如狂,血自下,下者即愈,其外不解,尚未可攻,当先解其外,外解小腹急结者,乃可攻之,宜桃核承气汤。

伤寒八九日,下之,胸满烦惊,小便不利,谵语,一身尽重,不可转侧,柴胡加龙骨牡蛎汤主之。

伤寒,腹满而谵语,寸口脉浮而紧者,此为肝乘脾，名曰纵，当刺期门。

伤寒发热，啬啬恶寒，其人大渴，欲饮酢浆者其腹必满而自汗出，小便利，其病欲解，此为肝乘肺，名曰横，当刺期门。

太阳病二日，而反烧瓦熨其背，而大汗出，火热入胃，胃中水竭，躁烦，必当谵语，十余日，振而反汗出者，此为欲解也。其汗从腰以下不得汗，欲小便不得，反呕，欲失溲，足下恶风，大便坚者，小便当数，而反不数，及不多，大便已，头卓然而痛，其人足心必热，谷气下流故也。

太阳中风，以火劫发其汗，邪风被火热，血气流溢，失其常度，两阳相熏灼，其身发黄，阳盛即欲衄，阴虚小便难，阴阳俱虚竭，身体则枯燥，但头汗出，剂颈而还，腹满微喘，口干咽烂，或不大便，久则谵语，甚者至哕，手足躁扰，寻衣摸床，小便利者，其人可治。

伤寒脉浮，医以火迫劫之，亡阳，惊狂卧起不安，桂枝去芍药加蜀漆牡蛎龙骨救逆汤主之。

伤寒，其脉不弦紧而弱者，必渴，被火必谵语，弱者发热，脉浮，解之，当汗出愈。

太阳病，以火熏之，不得汗者，其人必燥，到经不解，必清血，名火邪。

脉浮热盛，而灸之，此为实，实以虚治，因火而动，咽燥必吐血。

微数之脉，慎不可灸，因火为邪，则为烦逆，追虚逐实，血散脉中，火气虽微，内攻有力，焦骨伤筋，血难复也。

脉浮，当以汗解，而反灸之，邪无从出，因火而盛，病从腰以下必重而痹，此为火逆。

欲自解者，必当先烦，乃有汗，随汗而解，何以知之？脉浮故知汗出而解。

烧针令其汗，针处被寒，核起而赤者，必发贲豚。气从少腹上冲心者，灸其核上各一壮，与桂枝加桂汤。

火逆，下之，因烧针烦躁者，桂枝甘草龙骨牡蛎汤主之。

太阳伤寒，加温针必惊。

太阳病，当恶寒而发热，今自汗出，反不恶寒而发热，关上脉细而数，此医吐之故也。一日、二日吐之者，腹中饥，口不能食。三日、四日吐之者，不喜糜粥，欲食冷食，朝食夕吐，以医吐之所致也，此为小逆。

太阳病，吐之，但太阳病当恶寒，今反不恶寒，不欲近衣，此为吐之内烦也。

病人脉数，数为热，当消谷引食，而反吐者，以医发其汗，阳气微，膈气虚，脉则为数，数为客热，不能消谷，胃中虚冷故吐也。

太阳病，过经十余日，心下嗢嗢欲吐，而又胸中痛，大便反溏，其腹微满，郁郁微烦，先时自极吐下者，与调胃承气汤，不尔者，不可与，反欲呕，胸中痛，微溏，此非汤证，以呕故知极吐下也。

太阳病，七八日，表证仍在，其脉微沉，反不结胸，其人发狂，此热在下焦，少腹当坚而满，小便自利者，下血乃愈。所以然者，太阳随经瘀热在里故也。

太阳病，身黄，其脉沉结，少腹坚，小便不利，为无血也，小便自利，其人如狂者，血证谛也。

伤寒有热，而少腹满，应小便不利，今反利者，为有血也，当下之，不可余药，宜抵当丸。

太阳病，小便利者，为多饮水，心下必悸，小便少者，必苦里急也。

卷三

辨太阳病形证治下第四

问曰：病有结胸，有脏结，其状何如？答曰：按之痛，其脉寸口浮，关上自沉，为结胸。

问曰：何为脏结？答曰：如结胸状，饮食如故，时小便不利，阳脉浮，关上细，沉而紧，为脏结。舌上白苔滑者，为难治。

脏结者无阳证，不往来寒热。一云"寒而不热，其人反静，舌上苔滑者，不可攻也"。

夫病发于阳，而反下之，热入因作结胸，发于阴而反下之，因作痞。结胸者，下之早，故令结胸。

结胸者，其项亦强，如柔痉状，下之即和，宜大陷胸丸。

结胸证，其脉浮大，不可下，下之即死。

结胸证悉具，而躁者死。

太阳病，脉浮而动数，浮则为风，数则为热，动则为痛，数则为虚，头痛发热，微盗汗出，而反恶寒者，其表未解也。医反下之，动数变迟，头痛则眩，胃中空虚，客气动膈，短气烦躁，心中懊侬，阳气内陷，心下因坚，则为结胸，大陷胸汤主之。若不结胸，但头汗出，其余无汗，剂颈而还，小便不利，身必发黄。

伤寒六七日，结胸热实，其脉浮紧，心下痛，按之如石坚，大陷胸汤主之。

伤寒十余日，热结在里，复往来寒热，当与大柴胡汤。但结胸无大热，此为水结在胸胁。头微汗出，大陷胸汤主之。

太阳病，重发其汗，而复下之，不大便，五六日，舌上燥而渴，日晡小有潮热，从心下至少腹坚满而痛，不可近，大陷胸汤主之。

小结胸者，正在心下，按之即痛，其脉浮滑，小陷胸汤主之。

太阳病，二三日不能卧，但欲起者，心下必结，其脉微弱者，此本寒也。而反下之，利止者必结胸。未止者，四日复重下之，此挟热利也。

太阳病，下之，其脉促，不结胸者，此为欲解。其脉浮者，必结胸。其脉紧者，必咽痛。其脉弦者，必两胁拘急。其脉细而数者，头痛未止。其脉沉而紧者，必欲呕。其脉沉而滑者，挟热利。其脉浮而滑者，必下血。

病在阳，当以汗解，而反以水渍之，若灌之，其热被劫不得去，益烦，皮上粟起，意欲饮水，反不渴，服文蛤散。若不瘥，与五苓散。若寒实结胸，无热证者，与三物小白散。

太阳与少阳并病，头项强痛，或眩，时如结胸，心下痞而坚，当刺大椎第一间、肺俞、肝俞，慎不可发汗，发汗即谵语。谵语则脉弦，谵语五六日不止，当刺期门。

妇人中风，发热恶寒，经水适来，得之七八日，热除而脉迟，身凉，胸胁下满，如结胸状，其人谵语，此为热入血室，当刺期门，随其虚实而取之。

妇人中风，七八日，续得寒热，发作有时，经水适断者，此为热入血室，其血必结，故使如疟状，发作有时，小柴胡汤主之。

妇人伤寒，发热，经水适来，昼日明了，暮则谵语，如见鬼状者，此为热入血室。无犯胃气，及上二焦，必当自愈。

伤寒六七日，发热微恶寒，肢节烦疼，微呕，心下支结，外证未去者，柴胡桂枝汤主之。

伤寒五六日，已发汗，而复下之，胸胁满，微结，小便不利，渴而不呕，但头汗出，往来寒热，心烦，此为未解也，柴胡桂枝干姜汤主之。

伤寒五六日，头汗出，微恶寒，手足冷，心下满，口不欲食，大便坚，其脉细，此为阳微结，必有表，复有里。沉亦为病在里，汗出为阳微，假令纯阴结，不得有外证，悉入在于里，此为半在外半在里。脉虽沉紧，不得为少阴，所以然者，阴不得有汗，今头汗出，故知非少阴也，可与小柴胡汤。设不了了者，得屎而解。

伤寒五六日，呕而发热，柴胡汤证具，而以他药下之，柴胡证仍在者，复与柴胡汤，此虽以下之，不为逆，必蒸蒸而振，却发热汗出而解，若心下满而坚痛者，此为结胸。大陷胸汤主之。若但满而不痛者，此为痞，柴胡不复中与也，半夏泻心汤主之。

太阳少阳并病，而反下之，结胸心下坚，利复不止，水浆不肯下，其人必心烦。

脉浮而紧，而反下之，紧反入里，则作痞，按之自濡，但气痞耳。

太阳中风，下利呕逆，表解乃可攻之，其人漐漐汗出，发作有时，头痛，心下痞坚，满引胁下痛，呕即短气，此为表解里未和，十枣汤主之。

太阳病，医发其汗，遂发热恶寒，复下之，则心下痞，表里俱虚，阴阳气并竭，无阳则阴独，复加烧针，因胸烦，面色青黄，肤瞤，如此者为难治。今色微黄，手足温者，易愈。

心下痞，按之濡，其脉关上自浮，大黄黄连泻心汤主之。

若心下痞，而复恶寒汗出者，附子泻心汤主之。

本以下之，故心下痞，与泻心汤，痞不解，其人渴而口燥烦，小便不利者，五苓散主之。一方云：忍之一日，乃愈。

伤寒汗出解之后，胃中不和，心下痞坚，干噫食臭，胁下有水气，腹中雷鸣而利，生姜泻心汤主之。

伤寒中风，医反下之，其人下利，日数十行，谷不化，腹中雷鸣，心下痞坚而满，干呕而烦，不得安，医见心下痞，谓病不尽，复下之，其痞益甚，此非结热，但胃中虚，客气上逆，故使之坚，甘草泻心汤主之。

伤寒，服汤药下利不止，心下痞坚。服泻心汤已，复以他药下之，利不止，医以理中与之，利益甚。理中者理中焦，此利在下焦，赤石脂禹余粮汤主之。若不止者，当利其小便。

伤寒吐下后，发汗虚烦，脉甚微，八九日，心下痞坚，胁下痛，气上冲咽喉，眩冒，经脉动惕者，久而成痿。

伤寒汗出，若吐、若下解后，心下痞坚，噫气不除者，旋覆代赭石汤主之。

太阳病，外证未除，而数下之，遂挟热而利不止，心下痞坚，表里不解者，桂枝人参汤主之。

大下以后，不可更行桂枝汤，若汗出而喘，无大热者，可与麻黄杏仁甘草石膏汤。

伤寒大下后，复发其汗，心下痞，恶寒者，表未解也，不可攻痞，当先解表，解乃可攻其痞。解表宜桂枝汤，攻痞宜大黄黄连泻心汤。

伤寒，发热，汗出不解，心下痞坚，呕吐下利者，大柴胡汤主之。

病如桂枝证，头不痛，项不强，寸脉微浮，胸中痞坚，气上冲咽喉不得息者，此为胸有寒也，当吐之，宜瓜蒂散。

病者若胁下素有痞，连在脐傍，痛引少腹，入阴侠阴筋者，此为脏结，死。

伤寒，若吐、若下后，七八日不解，热结在里，表里俱热，时时恶风，大渴，舌上干燥而烦，欲饮水数升者，白虎加人参汤主之。

伤寒脉浮，发热无汗，其表不解者，不可与白虎汤，渴欲饮水，无表证者，白虎汤主之。

凡用白虎汤，立夏后至立秋前得用之，立秋后不可服也。

春三月病常苦里冷，白虎汤亦不可与，与之则呕利而腹痛。

诸亡血虚家，亦不可与白虎汤，得之腹痛而利者，急当温之。

太阳与少阳并病，心下痞坚，头项强而眩，当刺大椎第一间、肺俞、肝俞，慎勿下之。

伤寒无大热，口燥渴而烦，其背微恶寒者，白虎加人参汤主之。

太阳与少阳合病，自下利者，与黄芩汤，若呕者，黄芩加半夏生姜汤主之。

伤寒，胸中有热，胃中有邪气，腹中痛，欲呕吐，黄连汤主之。

伤寒八九日，风湿相搏，身体疼烦，不能自转侧，不呕不渴，脉浮虚而涩者，桂枝附子汤主之。若其人大便坚，小便自利，术附子汤主之。

风湿相搏，骨节疼烦，掣痛不得屈伸，近之则痛剧，汗出短气，小便不利，恶风不欲去衣，或身微肿，甘草附子汤主之。

伤寒脉浮滑，而表热里寒者，白通汤主之。旧云"白通汤"，一云"白虎"者，恐非。[旧云"以下，出叔和"]

伤寒脉结代，心中惊悸，炙甘草汤主之。

辨阳明病形证治第五

阳明之为病，胃家实是也。

问曰：病有太阳阳明，有正阳阳明，有微阳阳明，何谓也？

答曰：太阳阳明者脾约［一作"脾结"］是也。正阳阳明者，胃家实是也。微阳阳明者，发其汗，若利其小便，胃中燥，大便难是也。

问曰：何缘得阳明病？答曰：太阳病发其汗，若下之亡其津液，胃中干燥，因转属阳明，不更衣，内实大便难者，为阳明病也。

问曰：阳明病外证云何？答曰：身热汗出，而不恶寒，但反恶热也。

问曰：病有得之一日，不恶热而恶寒者云何？答曰：然虽一日恶寒自罢，即汗出恶热也。

问曰：恶寒何故自罢？答曰：阳明居中土也。万物所归，无所复传，始虽恶寒，二日自止，此为阳明病也。

本太阳初得病时，发其汗，汗先出不彻，因转属阳明也。

病发热无汗，呕不能食，而反汗出濈濈然，是为转属阳明。

伤寒脉浮而缓，手足自温，是为系在太阴，太阴身当发黄，若小便自利者，不能发黄，至七八日便坚，为属阳明。

伤寒转系阳明者，其人濈濈然微汗出也。

阳明中风，口苦咽干，腹满微喘，发热恶寒，脉浮紧，若下之，则腹满小便难也。

阳明病，能食为中风，不能食为中寒。

阳明病，中寒不能食，而小便不利，手足濈然汗出，此欲作坚瘕，必大便初坚后溏，所以然者，胃中冷，水谷不别故也。

阳明病，初欲食，食之小便反不数，大便自调，其人骨节疼，翕翕如有热状，奄然发狂，濈然汗出而解，此为水不胜谷气，与汗共并，脉紧即愈。

阳明病欲解时，从申尽戌。

阳明病，不能食，攻其热必哕，所以然者，胃中虚冷故也，其人本虚，故攻其热必哕。

阳明病脉迟，食难用饱，饱即发烦，头眩，必小便难，此欲作谷疸，虽下之，腹满如故，所以然者，脉迟故也。

阳明病久久而坚者，阳明当多汗，而反无汗，其身如虫行皮中之状，此以久虚故也。

冬①阳明病，反无汗而但小便，二三日呕而咳，手足若厥者，其人头必痛，若不呕不咳，手足不厥者，其头不痛。

---

① 冬：原为"各"，据《唐本〈伤寒论〉》《宋本〈伤寒论〉》改。

冬[①]阳明病，但头眩，不恶寒，故能食而咳，其人咽必痛，若不咳者，其咽不痛。

阳明病，脉浮而紧，其热必潮，发作有时，但浮者，必盗汗出。

阳明病，无汗，小便不利，心中懊侬者，必发黄。

阳明病，被火，额上微汗出，小便不利者，必发黄。

阳明病，口燥，但欲漱水，不欲咽者，必衄。

阳明病，本自汗出，医复重发汗，病已瘥，其人微烦，不了了者，此大便坚也，以亡精液胃中燥，故令其坚，当问其小便日几行？若本日三四行，今日再行者，知必大便不久出，今为小便数少，津液当还入胃中，故知必当大便也。

夫病阳多者热，下之则坚，汗出多，极。发其汗亦坚。

伤寒呕多，虽有阳明证，不可攻之。

阳明病，心下坚满，不可攻之，攻之遂利不止者死，止者愈。

阳明病，面合赤色，不可攻之，攻之必发热色黄，小便不利也。

----

①冬：原为"各"，据《唐本〈伤寒论〉》《宋本〈伤寒论〉》改。

阳明病，不吐下而烦者，可与调胃承气汤。

阳明病，其脉迟，虽汗出不恶寒者，其身必重，短气腹满而喘，有潮热，如此者其外为欲解，可攻其里也，手足濈然汗出，此为已坚，大承气汤主之。若汗出多，微发热恶寒者，外为未解，其热不潮，未可与承气汤。若腹大满不通者，可与小承气汤，微和其胃气，勿令至大下。

阳明病，潮热，大便微坚者，可与大承气汤，不坚者勿与之，若不大便六七日，恐有燥屎。欲知之法，可与小承气汤，汤入腹中，转矢气者，为有燥屎，乃可攻之；若不转矢气者，此但头坚后溏，不可攻之，攻之必胀满不能食也。欲饮水者，与水即哕，其后发潮热，必复坚而少也，以小承气汤和之。若不转矢气者，慎不可攻也。

夫实则谵语，虚则郑声，郑声者，重语是也。

直视谵语，喘满者死，若下利者亦死。

发汗多，重发其汗，若已下，复发其汗，亡其阳，谵语脉短者死，脉自和者不死。

伤寒，吐下后，不解，不大便五六日，上至十余日，日晡时发潮热，不恶寒，独语如见鬼状，若剧者，发则不识人，循衣撮空，怵惕不安，微喘直视，脉弦者生，涩者死，微者但发热。谵语者，大承气汤主之。若一服利，止后服。

阳明病，其人多汗，以津液外出，胃中燥，大便必坚，坚则谵语，小承气汤主之，一服谵语止，莫复服。

阳明病，谵语，发潮热，其脉滑而疾者，小承气汤主之。因与承气汤一升，腹中转矢气者，复与一升。若不转矢气，勿更与之，明日不大便，脉反微涩者，里虚也，为难治，不可更与承气汤也。

阳明病，谵语，有潮热，而反不能食者，必有燥屎五六枚也。若能食者但坚耳，大承气汤主之。

阳明病，下血谵语者，此为热入血室，但头汗出者，当刺期门，随其实而泻之，濈然汗出则愈。

汗出谵语者，以有燥屎在胃中，此为风也，须下之，过经乃可下之，下之若早，语言必乱，以表虚里实故也。下之则愈，宜大承气汤。

伤寒四五日，脉沉而喘满，沉为在里，而反发其汗，津液越出，大便为难，表虚里实，久则谵语。

三阳合病，腹满身重，难以转侧，口不仁而面垢，谵语遗溺，发汗则谵语甚，下之则额上生汗，手足厥冷，若自汗出者，白虎汤主之。

二阳并病，太阳证罢，但发潮热，手足絷絷汗出，大便难而谵语者，下之即愈，宜大承气汤。

阳明病，其脉浮紧，咽干口苦，腹满而喘，发热，汗出，不恶寒，反恶热，身重，发其汗即躁，心愦愦反谵语，加温针必怵惕烦躁，不得眠，下之，即胃中空虚，客气动膈，心中懊侬，舌上苔者，栀子豉汤主之。

若渴欲饮水，口干舌燥者，白虎汤主之。若脉浮，发热，渴欲饮水，小便不利者，猪苓汤主之。

阳明病，汗出多而渴者，不可与猪苓汤，以汗多胃中燥，猪苓汤复利其小便故也。

脉浮而迟，表热里寒，下利清谷者，四逆汤主之。

若胃中虚冷，其人不能食，饮水即哕。

脉浮，发热，口干鼻燥，能食者即衄。

阳明病，下之，其外有热，手足温，不结胸，心中懊侬，饥不能食，但头汗出，栀子豉汤主之。

阳明病，发潮热，大便溏，小便自可，而胸胁满不去者，小柴胡汤主之。

阳明病，胁下坚满，不大便而呕，舌上白苔者，可与小柴胡汤。上焦得通，津液得下，胃气因和，身濈然汗出而解。

阳明中风，脉弦浮大，而短气，腹都满，胁下及心痛，久按之气不通，鼻干，不得汗，其人嗜卧，一身及面目悉黄，小便难，有潮热，时时哕，耳前后肿，刺之小瘥，其外不解，病过十日，脉续浮者，与小柴胡汤。但浮无余证者，与麻黄汤。不溺腹满，加喘者，不治。

阳明病，自汗出，若发其汗，小便自利，此为津液内竭，虽坚不可攻之，当须自欲大便，宜蜜煎导而通之，若土瓜根、猪胆汁皆可为导。

阳明病，其脉迟，汗出多而微恶寒者，表为未解，可发其汗，宜桂枝汤。

阳明病，脉浮，无汗，其人必喘，发其汗即愈，宜麻黄汤主之。

阳明病，发热而汗出，此为热越，不能发黄也，但头汗出，身无汗，齐颈而还，小便不利，渴引水浆，此为瘀热在里，身必发黄，茵陈汤主之。

阳明证，其人喜忘者，必有蓄血。所以然者，本有久瘀血，故令喜忘，屎虽坚，大便反易，其色必黑，抵当汤主之。

阳明病，下之心中懊侬而烦，胃中有燥屎者，可攻。其人腹微满，头坚后溏者，不可攻之。若有燥屎者，宜大承气汤。

病者五六日不大便，绕脐痛，躁烦，发作有时，此为有燥屎，故使不大便也。

病人烦热，汗出即解，复如疟状，日晡所发热者，属阳明也。脉实者，当下之，脉浮虚者，当发汗，下之宜大承气汤，发汗宜桂枝汤。

大下后，六七日不大便，烦不解，腹满痛者，此有燥屎，所以然者，本有宿食故也，大承气汤主之。

病人小便不利，大便乍难乍易，时有微热，喘冒不能卧者，有燥屎故也，大承气汤主之。

食谷欲呕者，属阳明，吴茱萸汤主之。得汤反剧者，属上焦。

太阳病，寸缓，关小浮，尺弱，其人发热，汗出复恶寒，不呕，但心下痞者，此以医下之也，若不下，其人复不恶寒而渴者，为转属阳明，小便数者，大便即坚，不更衣十日无所苦也。渴欲饮水者，少少与之，但以法救之，渴者，宜五苓散。

脉阳微，而汗出少者，为自和，汗出多者为太过。阳脉实，因发其汗，出多者亦为太过。太过者，阳绝于内，亡津液，大便因坚。

脉浮而芤，浮则为阳，芤则为阴，浮芤相搏，胃气生热，其阳则绝。

趺阳脉浮而涩，浮则胃气强，涩则小便数，浮涩相搏，大便则坚，其脾为约，麻子仁丸主之。

太阳病，三日，发其汗，不解，蒸蒸然发热者，属胃也，调胃承气汤主之。

伤寒吐后，腹胀满者，与调胃承气汤。

太阳病，吐下发汗后，微烦，小便数，大便坚，可与小承气汤和之，愈。

得病二三日，脉弱，无太阳柴胡证，烦躁，心下坚，至四五日虽能食，以小承气汤，少少与，微和之，令小安，至六日，与承气汤一升。若不大便六七日，小便少者，虽不能食，但头坚后溏，未定成坚，攻之必溏，须小便利，屎定坚，乃可攻之，宜大承气汤。

伤寒六七日，目中不了了，睛不和，无表里证，大便难，身微热者，此为实，急下之，宜大承气汤。

阳明病，发热汗多者，急下之，宜大承气汤。

发汗不解，腹满痛者，急下之，宜大承气汤。

腹满不减，减不足言，当下之，宜大承气汤。

伤寒腹满，按之不痛者为虚，痛者为实，当下之。舌黄未下者，下之黄自去，宜大承气汤。

阳明与少阳合病，必下利，其脉不负者为顺，负者为失，互相克贼，名为负。若滑而数者，有宿食也，当下之，宜大承气汤。

病人无表里证，发热七八日，脉虽浮数者，可下之，假令下已，脉数不解，合热则消谷善饥，至六七日，不大便者，有瘀血，宜抵当汤。若脉数不解，而下不止，必挟热便脓血。

伤寒七八日，身黄如橘子色，小便不利，少腹微满，茵陈蒿汤主之。

伤寒，身黄，发热，栀子柏皮汤主之。

伤寒，瘀热在里，身必发黄，宜麻黄连轺赤小豆汤主之。

伤寒，发其汗已，身目为黄，所以然者，以寒湿相搏在里，不解故也，以为非瘀热而不可下，当于寒湿中求之。

辨少阳病形证治第六

少阳之为病，口苦、咽干、目眩也。

少阳中风，两耳无闻，目赤，胸中满而烦，不可吐下，吐下即悸而惊。

伤寒，脉弦细，头痛发热者，属少阳，少阳不可发汗，发汗则谵语，此属胃，胃和即愈，胃不和则烦而悸。

太阳病不解，转入少阳者，胁下坚满，干呕，不能食饮，往来寒热，尚未吐下，其脉沉紧，与小柴胡汤。若已吐下、发汗、温针，谵语，柴胡证罢，此为坏病，知犯何逆，以法治之。

三阳合病，脉浮大，上关上，但欲寐，目合则汗。

伤寒六七日，无大热，其人躁烦，此为阳去入阴也。

伤寒三日，三阳为尽，三阴当受邪，其人反能食而不呕，此为三阴不受邪也。

少阳病欲解时，从寅尽辰。

卷四

辨太阴病形证治第七

太阴之为病，腹满而吐，食不下，自利益甚，时腹自痛，若下之，必胸下痞坚。

太阴病，脉浮者，可发其汗，宜桂枝汤。

太阴中风，四肢烦疼，阳微阴涩而长者，为欲愈。

太阴病欲解时，从亥尽丑。

自利不渴者属太阴，以其脏有寒故也，当温之，宜四逆辈。

伤寒脉浮而缓，手足自温者，系在太阴，太阴当发身黄，若小便自利者，不能发黄，至七八日，虽暴烦，下利日十余行，必自止，所以然者，此脾家实，腐秽当去也。

太阳病，医反下之，因尔腹满时痛者，属太阴也，桂枝加芍药汤主之。大实痛者，桂枝加大黄汤主之。

太阴为病，脉弱，其人续自便利，设当行大黄、

芍药者，宜减之，其人胃气弱易动故也。[下利，先煎芍药三沸]

辨少阴病形证治第八

少阴之为病，脉微细，但欲寐。

少阴病，欲吐不吐，心烦，但欲寐，五六日自利而渴者，属少阴也，虚故引水自救，若其人小便色白者，为少阴病形悉具，所以然者，以下焦虚有寒，不能制溲，故白也。

病人脉阴阳俱紧，而反汗出，为亡阳，此属少阴，法当咽痛，而复吐利。

少阴病，咳而下利，谵语者，被火气劫故也，小便必难，为强责少阴汗也。

少阴病，脉细沉数，病为在里，不可发其汗。

少阴病，脉微，不可发汗，亡阳故也。阳已虚，尺中弱涩者，复不可下之。

其脉暴微，手足反温，脉紧去，此为欲解，虽烦下利，必自愈。

少阴病下利，若利自止，恶寒而蜷，手足温者，可治。

少阴病，恶寒而蜷，时自烦，欲去衣被者，可治。

少阴中风，脉阳微阴浮，为欲愈。

少阴病，欲解时，从子尽寅。

少阴病，八九日，一身手足尽热者，以热在膀胱，必便血也。

少阴病，吐利，手足不逆冷，反发热者，不死，脉不至者，灸少阴七壮。

少阴病，但厥，无汗，而强发之，必动其血，未知从何道出，或从口鼻，或从目出，是名下厥上竭，为难治。

少阴病，恶寒，身蜷而利，手足逆冷者，不治。

少阴病，下利止，而头眩，时时自冒者死。

少阴病，吐利，烦躁，四逆者死。

少阴病，四逆，恶寒而身蜷，脉不至，不烦而躁者死。

少阴病，六七日，息高者死。

少阴病，脉微细沉，但欲卧，汗出不烦，自欲吐，五六日自利，复烦躁不得卧寐者死。

少阴病，始得之反发热，脉沉者，麻黄附子细辛汤主之。

少阴病，得之二三日，麻黄附子甘草汤微发汗，以二三日无里证，故微发汗。

少阴病，得之二三日以上，心中烦，不得卧，黄连阿胶汤主之。

少阴病，得之一二日，口中和，其背恶寒者，当灸之，附子汤主之。

少阴病，身体痛，手足寒，骨节痛，脉沉［一作"微"］者，附子汤主之。

少阴病，下利便脓血，桃花汤主之。

少阴病，二三日至四五日腹痛，小便不利，下利不止而便脓血，桃花汤主之。

少阴病，下利便脓血者，可刺。

少阴病，吐利，而手足逆冷，烦躁欲死者，吴茱萸汤主之。

少阴病，下利，咽痛，胸满心烦，猪肤汤主之。

少阴病，二三日，咽痛者，可与甘草汤。不瘥者，与桔梗汤。少阴病，咽中伤，生疮，不能语言，声不出者，苦酒汤主之。

少阴病，咽中痛，半夏散及汤主之。

少阴病，下利，白通汤主之。

少阴病，下利，脉微，服白通汤利不止，厥逆无脉，干呕烦者，白通加猪胆汁汤主之，服汤脉暴出者死，微续者生。

少阴病，二三日不已，至四五日腹痛，小便不利，四肢沉重，疼痛而利，此为有水气，其人或咳，或小便自利，或下利，或呕者，真武汤主之。

少阴病，下利清谷，里寒外热，手足厥逆，脉微欲绝，身反不恶寒，面赤色，或腹痛，或干呕，或咽痛，或利止而脉不出，通脉四逆汤主之。

少阴病，四逆，其人或咳，或悸，或小便不利，或腹中痛，或泄利下重者，四逆散主之。

少阴病，下利，六七日，咳而呕渴，心烦不得眠者，猪苓汤主之。

少阴病，得之二三日，口燥咽干者，急下之，宜大承气汤。

少阴病，下利清水，色纯青，心下必痛，口干燥者，急下之，宜大承气汤。

少阴病，六七日，腹胀不大便者，急下之，宜大承气汤。

少阴病，脉沉者，急温之，宜四逆汤。

少阴病，饮食入口即吐，心下嗢嗢欲吐，复不能吐，始得之手足寒，脉弦迟者，此胸中实，不可下也，当吐之。若膈上有寒饮，干呕者，不可吐，急温之，宜四逆汤。

少阴病，下利，脉微涩，呕而汗出，必数更衣，反少者，当温其上，灸之。[《脉经》云：灸厥阴五十壮]

辨厥阴病形证治第九

厥阴之为病，消渴，气上撞心，心中疼热，饥不欲食，甚者食则吐蛔，下之不肯止。

厥阴中风，其脉微浮为欲愈，不浮为未愈。

厥阴病欲解时，从丑尽卯。

厥阴病，渴欲饮水者，少少与之即愈。

辨厥利呕哕病形证治第十

诸四逆厥者，不可下之，虚家亦然。

伤寒，先厥后发热而利者，必自止，见厥复利。

伤寒，始发热六日，厥反九日，而利，凡厥利者，当不能食，今反能食，恐为除中，食以索饼，不发热者，知胃气尚在，必愈。恐暴热来出而复去也。后三日脉之，其热续在，期之旦日夜半愈，后三日脉之而数，其热不罢，此为热气有余，必发痈脓。

伤寒脉迟，六七日，而反与黄芩汤彻其热，脉迟为寒，而与黄芩汤复除其热，腹中应冷，当不能食，今反能食，此为除中，必死。

伤寒，先厥后发热，下利必自止，而反汗出，咽中痛者，其喉为痹，发热无汗，而利必自止。不止者必便脓血，便脓血者，其喉不痹。

伤寒一二日，至四五日而厥者，必发热，前热者后必厥，厥深者热亦深，厥微者热亦微，厥应下之，而反发其汗，必口伤烂赤。

凡厥者，阴阳气不相顺接便为厥，厥者手足逆冷是也。

伤寒病，厥五日，热亦五日，设六日当复厥，不厥者，自愈，厥终不过五日，以热五日，故知自愈。

伤寒，脉微而厥，至七八日肤冷，其人躁，无暂安时者，此为脏厥，非蛔厥也。蛔厥者，其人当吐蛔。今病者静，而复时烦，此为脏寒，蛔上入膈，故烦，须臾复止，得食而呕又烦者，蛔闻食臭出，其人当自吐蛔，蛔厥者，乌梅丸主之。

伤寒，热少厥微，指头寒，嘿嘿不欲食，烦躁数日，小便利，色白者，此热除也，欲得食，其病为愈。若厥而呕，胸胁烦满者，其后必便血。

病者手足厥冷，言我不结胸，小腹满，按之痛者，此冷结在膀胱、关元也。

伤寒发热四日，厥反三日，复热四日，厥少热多，其病当愈，四日至七日热不除，必清脓血。

伤寒厥四日，热反三日，复厥五日，其病为进，寒多热少，阳气退，故为进。

伤寒六七日，其脉微，手足厥冷，烦躁，灸厥阴，厥不还者死。

伤寒发热，下利厥逆，躁不得卧者死。

伤寒六七日，不便利，忽发热而利，其人汗出不止者死，有阴无阳故也。

伤寒五六日，不结胸，腹濡，脉虚，复厥者，不可下，此为亡血，下之死。

伤寒，发热而厥，七日下利者，为难治。

伤寒脉促，手足厥逆者，可灸之。

伤寒脉滑而厥者，里有热也，白虎汤主之。

手足厥寒，脉为之细绝，当归四逆汤主之。若其人内有久寒，当归四逆加吴茱萸生姜汤主之。

大汗出，热不去，内拘急，四肢疼，又下利，厥逆而恶寒者，四逆汤主之。

大汗出，若大下利而厥冷者，四逆汤主之。

表热里寒者，脉虽沉而迟，手足微厥，下利清谷，此里寒也，所以阴证亦有发热者，此表热也。

表寒里热者，脉必滑，身厥舌干也，所以少阴恶寒而倦，此表寒也，时时自烦，不欲厚衣，此里热也。

病者手足厥冷，脉乍紧者，邪结在胸中，心中满而烦，饥不能食者，病在胸中，当吐之，宜瓜蒂散。

伤寒厥而心下悸者，宜先治水，当与茯苓甘草汤，却治其厥，不尔，水渍入胃，必作利也。

伤寒六七日，大下后，寸脉沉迟，手足厥逆，下部脉不至，咽喉不利，唾脓血，泄利不止者，为难治，麻黄升麻汤主之。

伤寒四五日，腹中痛，若转气下趋少腹者，为欲自利也。

伤寒本自寒下，医复吐之，寒格更逆吐下，食入即出者，干姜黄芩黄连汤主之。

下利有微热而渴，脉弱者自愈。

下利脉数，有微热，汗出者自愈，设复紧，为未解。

下利手足厥冷，无脉者，灸之不温，而脉不还，反微喘者死。

少阴负趺阳者，为顺也。

下利，寸脉反浮数，尺中自涩者，必清脓血。

下利清谷，不可攻其表，汗出必胀满。

下利，脉沉弦者，下重，脉大者为未止，脉微弱数者，为欲自止，虽发热不死。

下利，脉沉而迟，其人面少赤，身有微热，下利清谷，必郁冒汗出而解，病人必微厥，所以然者，其面戴阳，下虚故也。

下利，脉反数而渴者，今自愈，设不瘥，必清脓血，以有热故也。

下利后，其脉绝，手足厥，晬时脉还，手足温者生，不还不温者死。

伤寒下利，日十余行，脉反实者死。

下利清谷，里寒外热，汗出而厥，通脉四逆汤主之。

热利下重，白头翁汤主之。

下利腹胀满，身体疼痛，先温其里，乃攻其表，温里宜四逆汤，攻表宜桂枝汤。

下利欲饮水，为有热也，白头翁汤主之。

下利谵语者，有燥屎也，宜小承气汤。

下利后更烦，按之心下濡者，为虚烦也，栀子豉汤主之。

呕家有痈脓，不可治呕，脓尽自愈。

呕而发热者，小柴胡汤主之。

呕而脉弱，小便复利，身有微热，见厥者难治，四逆汤主之。

干呕吐涎沫，而复头痛，吴茱萸汤主之。

伤寒，大吐、大下之，极虚复极汗出者，以其人外气怫郁，复与之水，以发其汗，因得哕，所以然者，胃中寒冷故也。

伤寒哕而腹满，问其前后，知何部不利，利之即愈。

辨霍乱病形证治第十一

问曰：病有霍乱者何？答曰：呕吐而利，名曰霍乱。

问曰：病发热、头痛、身疼、恶寒，不复吐利，当属何病？答曰：当为霍乱。吐下利止，复更发热也。

伤寒，其脉微涩，本是霍乱，今是伤寒，却四五日，至阴经上，转入阴，当利，本素呕、下利者，不治，若其人，似欲大便，但反矢气，而仍不利，是为属阳明，便必坚，十三日愈，所以然者，经尽故也。

下利后，便当坚，坚则能食者愈，今反不能食，到后经中，颇能食，复过一经，能食，过之一日当愈，若不愈，不属阳明也。

恶寒，脉微，而复利，利止，亡血也，四逆加人参汤主之。

霍乱，头痛发热，身疼痛，热多欲饮水，五苓散主之。寒多不用水者，理中汤主之。

吐利止，而身痛不休者，当消息和解其外，宜桂枝汤小和之。

吐利，汗出，发热恶寒，四肢拘急，手足厥冷者，四逆汤主之。

既吐且利，小便复利，而大汗出，下利清谷，里寒外热，脉微欲绝者，四逆汤主之。

吐已下断，汗出而厥，四肢拘急不解，脉微欲绝者，通脉四逆加猪胆汁汤主之。

辨阴阳易瘥后劳复病形证治第十二

伤寒，阴阳易之为病，其人身体重，少气，少腹里急，或引阴中拘挛，热上冲胸，头重不欲举，眼中生花，眼胞赤，膝胫拘急，烧裈散主之。

大病瘥后劳复者，枳实栀子汤主之。若有宿食者，加大黄，如博棋子大五六枚。

伤寒瘥已后，更发热者，小柴胡汤主之。脉浮者，以汗解之，脉沉实者，以下解之。

大病瘥后，从腰以下有水气，牡蛎泽泻散主之。

大病瘥后，其人喜唾，久不了了者，胃上有寒，当温之，宜理中丸。

伤寒解后，虚羸少气，气逆欲吐，竹叶石膏汤主之。

伤寒脉已解，而日暮微烦者，以病新瘥，人强与谷，脾胃气尚弱，不能消谷，故令微烦，损谷即愈。吐下发汗后，其人脉平而小烦者，此新虚不胜谷气故也。

病后劳复发热者，麦门冬汤主之。

卷五

辨不可发汗病形证治第十三

夫以为疾病至急，仓猝寻按，要者难得，故重集诸可与不可方治。比之三阴三阳篇中，此易见也，又时有不止是三阴三阳，出在诸可与不可中也。

少阴病，脉细沉数，病为在里，不可发其汗。

脉浮而紧，法当身体疼痛，当以汗解，假令尺中脉迟者，不可发其汗，何以故？此为荣气不足，血气微少故也。

少阴病，脉微，不可发其汗，亡阳故也。

脉濡而弱，弱反在关，濡反在巅，微反在上，涩反在下，微则阳气不足，涩则无血，阳气反微，中风汗出，而反躁烦，涩则无血，厥而且寒，阳微发汗，躁不得眠。

动气在右，不可发汗，发汗则衄而渴，心苦烦，饮即吐水。

动气在左，不可发汗，发汗则头眩，汗不止，筋惕肉瞤。

动气在上，不可发汗，发汗则气上冲心。

动气在下，不可发汗，发汗则无汗，心中大烦，骨节苦疼，目运恶寒，食则反吐，谷不得前。一云"谷不消化"。

咽中闭塞，不可发汗，发汗则吐血，气微绝，手足逆冷，虽欲蜷卧，不能自温。

诸脉数动微弱，并不可发汗，发汗则小便反难，胞中反干，胃燥而烦，其形相象，根本异源。

脉濡而弱，弱反在关，濡反在巅，弦反在上，微反在下，弦为阳运，微为阴寒，上实下虚，意欲得温，微弦为虚，不可发汗，发汗则寒栗不能自还。

咳者则剧，数吐涎沫，咽中必干，小便不利，心中饥烦，晬时而发，其形似疟，有寒无热，虚而寒栗，咳而发汗，蜷而苦满，腹中复坚。

厥而脉紧，不可发汗，发汗则声乱，咽嘶，舌萎，其声不能出。

诸逆发汗，微者难愈，剧者言乱，睛眩者死，命将难治。

太阳病，得之八九日，如疟状，发热而恶寒，热多寒少，其人不呕，清便续自可，一日再三发，其脉微而恶寒者。此为阴阳俱虚，不可复发其汗。

太阳病，发热恶寒，寒多热少，脉微弱，则无阳也，不可复发其汗。

咽喉干燥者，不可发其汗。

亡血家，不可攻其表，汗出则寒栗而振。

衄家，不可攻其表，汗出则额陷脉上促急而紧，直视而不能眴，不得眠。

汗家，重发其汗，必恍惚心乱，小便已，阴疼，可与禹余粮丸。

淋家，不可发汗，发汗必便血。

疮家，虽身疼痛，不可攻其表，汗出则痉。

冬温，发其汗，必吐利，口中烂，生疮。

下利清谷，不可攻其表，汗出必胀满。

咳而小便利，若失小便者，不可攻其表，汗出则厥逆冷。

伤寒一二日至四五日厥者，必发热，前厥者后必热，厥深热亦深，厥微热亦微，热应下之，而发其汗者，必口伤烂赤。

伤寒头痛，翕翕发热，形象中风，常微汗出，又自呕者，下之益烦，懊侬如饥，发汗即致痉，身强难以屈伸，熏之即发黄，不得小便，灸即发咳唾。

伤寒其脉弦细，头痛发热，此为属少阳，少阳不可发其汗。

中风，往来寒热，伤寒五六日以后，胸胁苦满，嘿嘿不欲食饮，烦心喜呕，或胸中烦而不呕，或渴，或腹中痛，或胁下痞坚，或心中悸，小便不利，或不渴，外有微热，或咳，属小柴胡汤证。

伤寒四五日，身体热，恶风，颈项强，胁下满，手足温而渴，属小柴胡汤。

伤寒六七日，发热，微恶风，肢节烦疼，微呕，心下支结，外证未去者，属柴胡桂枝汤证。

太阳病，发其汗，因致痉。

太阳与少阳并病，头项强痛，或眩，时如结胸，心下痞而坚，不可发其汗。

少阴病，咳而下利，谵语，是为被火气劫故也。小便必难，以强责少阴汗也。

少阴病，但厥无汗，而强发之，必动其血，未知从何道出，或从口鼻，或从耳目出，是为下厥上竭，为难治。

伤寒有五，皆热病之类也，同病异名，同脉异经，病虽俱伤于风，其人自有固疾，则不得同法，其人素伤风，因复伤于热，风热相薄，则发风温，四肢不收，头痛身热，常汗出不解，治在少阴、厥阴，不可发汗，汗出谵语独语，内烦躁扰不得卧，善惊，目乱，无精，治之复发其汗，如此者，医杀之也。

伤寒湿温，其人常伤于湿，因而中暍，湿热相薄，则发湿温病，若两胫逆冷，腹满叉胸，头目痛苦，妄言，治在足太阴，不可发汗，汗出必不能言，耳聋，不知痛所在，身青面色变，名曰重暍，如此者，医杀之也。

辨可发汗病形证治第十四

凡发汗，欲令手足俱周，漐漐然一时间许，益佳，不可令如水流漓，若病不解，当重发汗，汗多必亡阳，阳虚不得重发汗也。

凡服汤药发汗，中病便止，不必尽剂也。

凡云可发汗，无汤者，丸散亦可，要以汗出为解，然不如汤，随证良验。

大法，春夏宜发汗。

太阳病，外证未解，脉浮弱者，当以汗解，宜桂枝汤。

太阳病，脉浮而数者，可发汗，宜桂枝汤。[一云"麻黄汤"]

阳明病，其脉迟，汗出多而微恶寒，表为未解，可发其汗，宜桂枝汤。

夫病脉浮大，问病者言但坚耳，设利者为虚，大逆，坚为实，汗出而解，何以故，脉浮当以汗解。

伤寒，其脉不弦紧而弱，弱者必渴，被火必谵语。弱者发热，脉浮，解之当汗出愈。

病者烦热，汗出则解，复如疟状，日晡发热者，属阳明，脉浮虚者，当发其汗，宜桂枝汤。

病常自汗出，此为营气与卫气不和也，营行脉中，为阴主内，卫行脉外，为阳主外，复发其汗，卫和则愈，宜桂枝汤。

病人脏无他病，时发热，自汗出，不愈，此卫气不和也，先其时发汗则愈，宜桂枝汤。

脉浮而紧，浮则为风，紧则为寒，风则伤卫，寒则伤营，营卫俱病，骨节烦疼，可发其汗，宜麻黄汤。

太阳病不解，热结膀胱，其人如狂，血必自下，下者即愈，其外未解，尚未可攻，当先解其外，宜桂枝汤。

太阳病，下之微喘者，表未解故也，宜麻黄汤。又云：桂枝加厚朴杏子汤。

伤寒脉浮紧，不发其汗，因衄，宜麻黄汤。

阳明病，脉浮，无汗，其人必喘，发其汗即愈，宜麻黄汤。

太阳病脉浮者，可发其汗，宜桂枝汤。

太阳脉浮紧，无汗而发热，其身疼痛，八九日不解，其表候续在，此当发其汗，服汤药微除，发烦目眩，剧者必衄，衄乃解，所以然者，阳气重故也，宜麻黄汤。

伤寒不大便，六七日，头痛，有热者，不可与承气汤，其小便清者，此为不在里，仍在表也，当发其汗，头痛者必衄，宜桂枝汤。

下利腹胀满，身体疼痛，先温其里，乃攻其表，宜桂枝汤。

下利后，身体疼痛，清便自调，急当救表，宜桂枝汤。

太阳病，头痛发热，汗出恶风，属桂枝汤证。

太阳中风，脉阳浮而阴濡弱，浮者热自发，濡弱者汗自出，啬啬恶寒，淅淅恶风，翕翕发热，鼻鸣干呕，属桂枝汤。

太阳病，发热汗出，此为营弱卫强，故使汗出，欲救邪风，属桂枝汤证。

太阳病，下之其气上撞，属桂枝汤证。

太阳病，初服桂枝汤，而反烦不解者，当先刺风池、风府，乃与桂枝汤则愈。

烧针令其汗，针处被寒核起而赤者，必发贲豚，气从小腹上撞心者，灸者核上各一壮，却与桂枝加桂汤。

太阳病，项背强几几，反汗出恶风者，属桂枝加葛根汤。

太阳病，项背强几几，无汗恶风，属葛根汤。

太阳与阳明合病而自利，属葛根汤证，不利但呕者，属葛根加半夏汤证。

太阳病，桂枝证，而反下之，遂利不止，其脉促，表未解，喘而汗出，属葛根黄芩黄连汤证。

太阳病，头痛发热，身体疼，腰痛，骨节疼痛，恶风，无汗而喘，属麻黄汤证。

太阳与阳明合病，喘而胸满者，不可下也，属麻黄汤证。

太阳中风，脉浮紧，发热恶寒，身体疼痛，不汗出而烦躁，头痛，属大青龙汤证，脉微弱，汗出恶风，不可服之，服之则厥，筋惕肉瞤，此为逆也。

阳明中风，脉弦浮大，而短气，腹满，胁下及心痛，久按之气不通，鼻干不得汗，其人嗜卧，一身及目悉黄，小便难，有潮热，时时哕，耳前后肿，刺之小瘥，其外不解，病过十日，脉续浮，与柴胡汤，但浮，无余证，与麻黄汤。不溺，腹满，加哕者，不治。

太阳病，十日已去，其脉浮细，嗜卧，此为外解，设胸满胁痛，与小柴胡汤；脉浮，麻黄汤。

伤寒，脉浮缓，其身不疼，但重，乍有轻时，无少阴证者，可与大青龙汤发之。

伤寒，心下有水气，咳而微喘，发热不渴，服汤已而渴者，此为寒去，为欲解，属小青汤证。

少阴病，得之二三日，麻黄附子甘草汤，微发汗。脉浮，小便不利，微热，消渴，可与五苓散，利小便，发汗。

辨不可吐病形证治第十五

太阳病，当恶寒而发热，今自汗出，反不恶寒发热，关上脉细而数者，此医吐之故也。若得病一日、二日吐之者，腹中饥，口不能食，三日、四日吐之者，不喜糜粥，欲食冷食，朝食暮吐，此医吐之所致也，此为小逆。

太阳病，吐之，但太阳病当恶寒，今反不恶寒，不欲近衣，此为吐之内烦也。

少阴病，其人饮食入口即吐，心中嗢嗢欲吐，复不能吐，始得之手足寒，脉弦迟者，此胸中实，不可下也。若膈上有寒饮，干呕者，不可吐，当温之。诸四逆厥者，不可吐之，虚家亦然。

辨可吐病形证治第十六

凡服汤吐，中病便止，不必尽剂也。

大法，春宜吐。

病如桂枝证，其头不痛，项不强，寸口脉微浮，胸中痞坚，气上撞咽喉，不得息，此为胸有寒，当吐之。

病胸上诸实，胸中郁郁而痛，不能食，欲使人按之，而反有涎沫唾，下利日十余行，其脉反迟，寸口微滑，此可吐之，吐之利则止。

少阴病，其人饮食入则吐，心中嗢嗢欲吐，复不能吐，当遂吐之。

宿食在上脘，当吐之。

病者手足逆冷，脉乍紧，邪结在胸中，心下满而烦，饥不能食，病在胸中，当吐之。

辨不可下病形证治第十七

脉濡而弱，濡反在关，弱反在巅，微反在上，涩反在下，微则阳气不涩则无血，阳气反微，中风汗出而反躁烦，涩则无血，厥而且寒，阳微不可下，下之则心下痞坚。

动气在右，不可下，下之则津液内竭，咽燥鼻干，头眩心悸。

动气在左，不可下，下之则腹里拘急，食不下，动气反剧，身虽有热，卧反欲蜷。

动气在上，不可下，下之则掌握热烦，身上浮冷，热汗自泄，欲水自灌。

动气在下，不可下，下之则腹满，卒起头眩，食则下清谷，心下痞坚。

咽中闭塞，不可下，下之则上轻下重，水浆不下，卧则欲蜷，身体急痛，复下利日数十行。

诸外实者，不可下，下之则发微热，亡脉则厥，当脐握热。

诸虚者，不可下，下之则渴，引水者易愈；恶水者剧。

脉濡而弱，弱反在关，濡反在巅，弦反在上，微反在下，弦为阳运，微为阴寒，上实下虚，意欲得温，微弦为虚，虚者不可下，微则为咳，咳则吐涎沫，下之咳则止而利不休，胸中如虫啮，粥入则出，小便不利，两胁拘急，喘息为难，胫背相牵，臂则不仁，极寒反汗出，躯冷若冰，眼睛不慧，语言不休，谷气多人则为除中，口虽欲言，舌不得前。

脉濡而弱，弱反在关，濡反在巅，浮反在上，数反在下，浮则为阳虚，数则为无血，浮则为虚，数则生热，浮则为虚，自汗而恶寒，数则为痛，振而寒栗，微弱在关，心下为急，喘汗不得呼吸，呼吸之中，痛在于胁，振寒相搏，其形如疟，医反下之，令脉急数，发热狂走，见鬼，心下为痞，小便淋漓，小腹甚坚，小便血也。

脉濡而紧，濡则阳气微，紧则营中寒，阳微卫中风，发热而恶寒，营紧胃气冷，微呕心内烦，医以为大热，解肌发其汗，亡阳虚烦躁，心下苦痞坚，表里俱虚竭，卒起而头眩，客热在皮肤，怅怏不得眠，不知胃气冷，紧寒在关元，技巧无所施，汲水灌其身，客热应时罢，栗栗而振寒，重被而覆之。汗出而冒巅，体惕而又振，小便为微难，寒气因水发，清谷不容间，呕吐反肠出，颠倒不得安，手足为微逆，身冷而内烦，迟欲从后救，安可复追还。

脉浮而大，浮为气实，大为血虚，血虚为无阴，孤阳独下阴部，小便难，胞中虚，今反小便利而大汗出，法应卫家当微，今反更实，津液四射，营竭血尽，干烦不得眠，血薄肉消，而成暴液，医复以毒药攻其胃，此为重虚，客阳去有期，必下如污泥而死。

趺阳脉迟而缓，胃气如经也，趺阳脉浮而数，浮则伤胃，数则动脾，此非本病，医特下之所为也。营卫内陷，其数先微，脉反但浮，其人必大便坚，气噫而除，何以言之？脾脉本缓，今数脉动脾，其数先微，故知脾气不治，大便坚，气噫而除。今脉反浮，其数改微，邪气独留，心中则饥，邪热不杀谷，潮热发渴，数脉当迟缓，脉因前后度数如法，病者则饥，数脉不时，则生恶疮也。

脉数者久数不止，止则邪结，血气不能复，正气却结于脏，故邪气浮之，与皮毛相得，脉数者不可下，下之必烦，利不止。

少阴病，脉微，不可发其汗，无阳故也。阳已虚，尺中弱涩者，复不可下之。

脉浮大，宜发汗，医反下之，此为大逆。

脉浮而大，心下反坚，有热，属脏者攻之，不令发汗。属腑者，不令数，溲数则大便坚，汗多即热愈，汗少则便难，脉迟尚未可攻。

二阳并病，太阳初得病时，发其汗，汗先出复不彻，因转属阳明，欲自汗，不恶寒，若太阳证不罢，不可下，下之为逆。

结胸证，其脉浮大，不可下，下之即死。

太阳与阳明合病，喘而胸满，不可下，下之即死。

太阳与少阳合病，心下痞坚，头项强而眩，勿下之。

诸四逆厥者，不可下之，虚家亦然。

病欲吐者，不可下之。

太阳病，有外证未解，不可下，下之为逆。

夫病发于阳，而反下之，热入因作结胸。发于阴，而反下之，因作痞。

脉浮紧，而下之，紧反入里，则作痞。

夫病阳多者热，下之则坚。

本虚攻其热，必哕。

无阳阴强而坚，下之必清谷而腹满。

太阴之为病，腹满而吐，食不下，下之益甚，腹时自痛，胸下痞坚。

厥阴之为病，消渴，气上撞心，心中疼痛热，饥而不欲食，甚者则欲吐，下之不肯止。

少阴病，其人饮食入则吐，心中嗢嗢欲吐，复不能吐，始得之手足寒，脉迟，此胸中实，不可下之。

伤寒五六日，不结胸，腹濡，脉虚，复厥者，不可下，下之亡血死。

伤寒发热，但头痛，微汗出，发其汗则不识人，熏之则喘，不得小便，心腹满，下之短气而腹胀，小便难，头痛背强，加温针则必衄。

伤寒，其脉阴阳俱紧，恶寒发热，则脉欲厥，厥者脉初来大，渐渐小，更来渐大，是其候也。恶寒甚者，翕翕汗出，喉中痛。热多者，目赤睛不慧，医复发之，咽中则伤，若复下之，则两目闭，寒多清谷，热多便脓血，熏之则发黄，熨之则咽燥。小便利者可救，难者危殆。

伤寒发热，口中勃勃气出，头痛目黄，衄不可制，贪水者必呕，恶水者厥，下之咽中生疮。假令手足温者，下重便脓血，头痛目黄者，下之目闭。贪水者，下之其脉必厥，其声嘤，咽喉塞，发其汗则战栗，阴阳俱虚。恶水者，下之里冷，不嗜食，大便完谷出，发其汗，口中伤，舌上苔滑，烦躁，脉数实，不大便，六七日后必便血，发其汗，小便即自利。得病六七日，小便少者，虽不大便，但头坚后溏，未必其成坚，攻之必溏，当须小便利，定坚乃可攻之。

脏结者无阳证，不往来寒热，其人反静，舌上苔滑者，不可攻也。

伤寒呕多，虽有阳明证，不可攻之。

阳明病，潮热微坚，可与承气汤，不坚勿与之。若不大便，六七日，恐有燥屎，欲知之法，可与小承气汤。若腹中转矢气者，为有燥屎，乃可攻之。不转矢气者，此为但头坚后溏，不可攻之，攻之必腹满不能食，欲饮水者，必哕，其后发热者，必复坚，以小承气汤和之。若不转矢气者，慎不可攻之。

阳明病，面合赤色者，不可攻之，必发热；色黄者，小便不利也。

阳明病，当心下坚满，不可攻之，攻之利遂不止者死，止者生。

阳明病，自汗出，若发其汗，小便自利，此为津液内竭，虽坚不可攻之，当须自欲大便，宜蜜煎导而通之，若土瓜根、猪胆汁皆可以导。

伤寒中风，医反下之，其人下利日数十行，谷不化，腹中雷鸣，心下痞坚而满，干呕而烦，不能得安。医见心下痞，为病不尽，复重下之，其痞益甚，此非结热，但以胃中虚，客气上逆，故使之坚，属甘草泻心汤证。

下利，其脉浮大，此为虚，以强下之故也。设脉浮革，因尔肠鸣，属当归四逆汤证。

辨可下病形证治第十八

凡服下药，用汤胜丸，中病即止，不必尽剂。

大法，秋宜下。

阳明病，发热汗多者，急下之，宜承气汤。[一云"大柴胡汤"]

少阴病，得之二三日，口燥咽干，急下之，宜承气汤。

少阴病，六七日，腹满不大便者，急下之，宜承气汤。

少阴病，下利清水，色青者，心下必痛，口干燥者，可下之，宜大柴胡汤、承气汤。

下利，三部脉皆平[一云"浮"]。按其心下坚者，可下之，宜承气汤。

下利脉迟而滑者，内实也，利未欲止，当下之，宜承气汤。

阳明与少阳合病而利，不负者为顺，负者失也，互相克贼为负。

脉滑而数者，有宿食也，当下之，宜大柴胡汤、承气汤。

问曰：人病有宿食，何以别之？师曰：寸口脉浮大，按之反涩，尺中亦微而涩，故知有宿食，当下之，宜承气汤。

下利不欲食者，有宿食也，当下之，宜承气汤。

下利已瘥，至其年月日时复发者，此为病不尽故也，复当下之，宜承气汤。

下利脉反滑，当有所去，下之乃愈，宜承气汤。

病腹中满痛者为实，当下之，宜大柴胡汤。

腹满不减，减不足言，当下之，宜大柴胡汤、承气汤。

伤寒后，脉沉实，沉实者下之解，宜大柴胡汤。

伤寒六七日，目不了了，睛不和，无表里证，大便难，微热者，此为实，急下之，宜大柴胡汤、承气汤。

太阳病未解，其脉阴阳俱停，必先振，汗出而解。但阳脉微者，先汗之而解，阴脉微者，先下之而解，宜承气汤［一云“大柴胡汤”］。

脉双弦而迟，心下坚，脉大而坚者，阳中有阴也。可下之，宜承气汤。

结胸者项亦强，如柔痉状。下之即和，宜陷胸丸。

病者无表里证，发热七八日，脉虽浮数，可下之，宜大柴胡汤。

太阳病，六七日，表证续在，其脉微沉，反不结胸，其人发狂，此热在下焦，小腹当坚而满，小便自利者，下血乃愈。所以然者，太阳随经，瘀热在里故也，属抵当汤证。

太阳病身黄，其脉沉结，小腹坚，小便不利，为无血也，小便自利，其人如狂者，血证谛也，属抵当汤。

伤寒有热，而小腹满，应小便不利，今反利者，为有血也，当下之，宜抵当丸。

阳明病，发热而汗出，此为热越，不能发黄也，但头汗出，其身无有，齐颈而还，小便不利，渴饮水浆，此为瘀热在里，身必发黄，属茵陈蒿汤证。

阳明证，其人喜忘，必有蓄血。所以然者，本有久瘀血，故令喜忘。屎虽坚，大便必黑，属抵当证。

汗出而谵语者，有燥屎在胃中，此为风也，过经乃可下之，下之若早，谵语而乱，以表虚里实故也，下之则愈，宜大柴胡汤、承气汤。

病者烦热，得汗出即解，复如疟状，日晡所发热者，属阳明，脉实者当下之，宜大柴胡汤、承气汤。

阳明病谵语，有潮热，而反不能食者，必有燥屎五六枚，若能食者，但坚耳，属承气汤。

下利而谵语者，为有燥屎也，属承气汤。

得病二三日，脉弱，无太阳柴胡证而烦，心下坚。至四日虽能食，以承气汤少与微和之，令小安，至六日，与承气汤一升。不大便六七日，小便少者，虽不能食，但头坚后溏，未定其成坚，攻之必溏，当须小便利，定坚，乃可攻之，宜大柴胡汤、承气汤。

太阳中风，下利呕逆，表解乃可攻之，其人漐漐汗出，发作有时，头痛心下痞坚，满引胁下痛，呕即短气，不恶寒，此为表解里未和，属十枣汤证。

太阳病不解，热结膀胱，其人如狂，血自下，下者即愈，其外不解，尚未可攻，当先解其外，外解小腹急结者，乃可攻之，宜桃仁承气汤。

伤寒七八日，身黄如橘子色，小便不利，小腹微满，属茵陈汤证。

伤寒发热，汗出不解，后心中痞坚，呕而利者，属大柴胡汤证。

伤寒十余日，热结在里，复往来寒热，属大柴胡汤证。但结胸无大热，此为水结在胸胁，头微汗出，属大陷胸汤证。

伤寒六七日，结胸热实，其脉沉紧，心下痛，按之如石坚，属大陷胸汤证。

阳明病，其人汗多，津液外出，胃中燥，大便必坚，坚者则谵语，属承气汤证。

阳明病，不吐下而心烦者，属承气汤证。

阳明病，其脉迟，虽汗出而不恶寒，其体必重，短气腹满而喘，有潮热，如此者，其外为解，可攻其里。若手足濈然汗出，此大便已坚，承气汤主之。其热不潮，腹大满而不大便者，属小承气汤，微和其胃气，勿令至大下。

阳明病，潮热微坚，可与承气汤，不坚勿与之，言不大便六七日，恐有燥屎。欲知之法，可与小承气汤，若腹中转矢气者，为有燥屎，乃可攻之。

阳明病，谵语妄言，发潮热，其脉滑疾，如此者，承气汤主之，因与承气汤一升，腹中转矢气者，复与一升，如不转矢气者，勿与之。明日又不大便，脉反微涩，此为里虚，为难治，不可复与承气汤。

大下后六七日，不大便，烦不解，腹满痛，此有燥屎，所以然者，本有宿食故也，属承气汤证。

病者小便不利，大便乍难乍易，时有微热，怫郁，不能卧，有燥屎故也，属承气汤证。

二阳并病，太阳证罢。但发潮热，手足漐漐汗出，大便难而谵语者，下之即愈，宜承气汤。

卷六

辨发汗吐下后病形证治第十九

发汗后，水药不得入口，为逆。

发汗后，饮水多者必喘，以水灌之亦喘。

未持脉时，病人叉手自冒心。师因教试令咳，而不即咳者，此必两耳无所闻也。所以然者，重发汗虚故也。

发汗后身热，又重发其汗，胸中虚冷，必反吐也。

二阳并病，太阳初得病时，发其汗，汗先出，复不彻，因转属阳明，续自微汗出，不恶寒。若太阳证不罢者，不可下之，下之为逆，如此者，可小发其汗。设面色缘缘正赤者，阳气怫郁在表，当解之、熏之。若发汗不大彻，不足言，阳气怫郁不得越，当汗而不汗，其人燥烦，不知痛处，乍在腹中，乍在四肢，按之不可得，其人短气，但坐汗出而不彻故也，更发其汗即愈。何以知其汗出不彻？以脉涩，故知之。

阳明病，本自汗出，医复重发其汗，病已瘥，其人微烦，不了了，此大便坚也，以亡津液，胃中燥，故令其坚，当问小便日几行？若本日三两行，今日再行者，故知大便不久出，今为小便数少，津液当还入胃中，故知必当大便也。

大下后发汗，其人小便不利，此亡津液，勿治之，其小便利必自愈。

病人脉数，数为热，当消谷引食，而反吐者，以医发其汗，阳气微，膈气虚，脉则为数，数为客热不能消谷，胃中虚冷故吐也。

病者有寒，复发其汗，胃中冷，必吐蛔。

伤寒发其汗，身目为黄，所以然者，寒湿相搏，在里不解故也。

发汗后，重发其汗，亡阳谵语，其脉反和者不死。

伤寒发汗已解，半日许，复烦，其脉浮数，可复发其汗，宜桂枝汤。

伤寒大下后，复发其汗，心下痞，恶寒者，表未解也。不可攻其痞，当先解表，表解乃可攻其痞，解表宜桂枝汤，攻痞宜大黄泻心汤。

发其汗，反躁，无表证者，宜大柴胡汤。

服桂枝汤大汗出，若脉但洪大者，与桂枝汤。若其形如疟状，一日再发，汗出便解，与桂枝二麻黄一汤。

服桂枝汤，大汗出，大烦渴不解，若脉洪大，属白虎汤证。

太阳病，发其汗，遂漏不止，其人恶风，小便难，四肢微急，难以屈伸，属桂枝加附子汤证。

发汗不解，腹满痛者，急下之，宜承气汤。［一云"大柴胡汤"］

发汗后，身体疼痛，其脉沉迟，属桂枝加芍药生姜人参汤证。

太阳病，发其汗而不解，其人发热，心下悸，头眩身𥆧而动，振振欲擗地者，属真武汤证。

发汗后，其人脐下悸，欲作贲豚，属茯苓桂枝甘草大枣汤证。

发汗过多，以后其人叉手自冒心，心下悸而欲得按之，属桂枝甘草汤证。

发汗后，腹胀满，属厚朴生姜半夏甘草人参汤。

发其汗不解，而反恶寒者，虚故也，属甘草附子汤证。

不恶寒但热者，实也，当和其胃气，属小承气汤。

太阳病，发汗后，大汗出，胃中干燥，烦不得眠，其人欲饮水，当稍饮之，令胃中和即愈。

太阳病，三日，发其汗不解，蒸蒸发热者，属调胃承气汤。

伤寒脉浮，自汗出，小便数，颇复微恶寒，而脚挛急，反与桂枝汤，欲攻其表，得之便厥，咽燥干，烦吐逆，作甘草干姜汤以复其阳。厥愈足温，更作芍药甘草汤与之。其脚即伸，而胃气不和，谵语，可与承气汤。重发汗，复加烧针者，属四逆汤。

伤寒汗出解之后，胃中不和，心下痞坚，干噫食臭，胁下有水气，腹中雷鸣而利，属生姜泻心汤。

伤寒五六日，其人已发汗，而复下之，胸胁满，微结，小便不利，渴而不呕，但头汗出，往来寒热而烦，此为未解，柴胡桂枝干姜汤证。

阳明病汗出，若复发其汗，小便自利，此为津液内竭，虽坚不可攻之，当须自欲大便，宜蜜煎导而通之，若土瓜根、猪胆汁皆可以导。

凡病，若发汗、若吐、若下、若亡血，无津液而阴阳自和者，必自愈。

伤寒大吐、下之极虚，复极汗者，其人外气怫郁，复与之水，以发其汗，因得哕，所以然者，胃中寒冷故也。

伤寒，吐、下、发汗后，心下逆满，气上撞胸，起则头眩，其脉沉紧，发汗即动经，身为振摇，属茯苓桂枝白术甘草汤证。

发汗、吐下以后，不解烦躁，属茯苓四逆汤证。

发汗、吐下后，虚烦不得眠，剧者反覆颠倒，心中懊侬，属栀子汤。若少气，栀子甘草汤。若呕者，栀子生姜汤证。

伤寒下后，烦而腹满，卧起不安，属栀子厚朴汤。

伤寒吐、下、发汗，虚烦，脉甚微，八九日，心下痞坚，胁下痛，气上冲咽喉，眩冒，经脉动惕者，久而成痿。

伤寒发汗，吐、下解后，心下痞坚，噫气不除者，属旋覆代赭汤证。

太阳病，吐下发汗后，而微烦，小便数，大便因坚，可与小承气汤和之，则愈。

太阳病不解，转入少阳，胁下坚满，干呕不能食，往来寒热，尚未吐下，其脉沉紧，可与小柴胡汤，若已吐、下、发汗、温针，柴胡汤证罢，此为坏病，知犯何逆，以法治之。

吐利发汗，其人脉平而小烦，此新虚不胜谷气故也。

下已，后发其汗，必振寒，又其脉微细，所以然者，内外俱虚故也。

发汗，若下之，烦热胸中塞者，属栀子汤证。

下以后，复发其汗者，则昼日烦躁不眠，夜而安静，不呕不渴，而无表证，其脉沉微，身无大热，属附子干姜汤证。

大汗出，若大下利，厥者，属四逆汤证。

太阳病，先下而不愈，因复发其汗，表里俱虚，其人因冒，冒家当汗出愈，所以然者，汗出表和故也，表和故下之。

太阳病，先发汗，不解，而下之，其脉浮，不愈，浮为在外，而反下之，故不愈。今脉浮，故在外，当解其外则愈，宜桂枝汤。

伤寒六七日，发热微恶寒，支节烦疼，微呕，心下支结，外证未去者，属柴胡桂枝汤证。

发汗多，亡阳狂语者，不可下，可与柴胡桂枝汤，和其营卫，以通津液，后自愈。

太阳病，医发其汗，遂发热恶寒，复下之，则心下痞坚，表里俱虚，阴阳气并竭，无阳则阴独，复加火针，因而烦，面色青黄，肤𥆧，如此者为难治，今色微黄，手足温者易愈。

夫病阳多热，下之则坚，汗出多，极发其汗，亦坚。

太阳病重发汗，而复下之，不大便五六日，舌上燥而渴，日晡所小有潮热，从心下至小腹坚满而痛，不可近，属大陷胸汤证。

三阳合病，腹满身重，难以转侧，口不仁，面垢，谵语，遗溺，发汗则谵语，下之则额上生汗，手足厥冷，自汗，属白虎汤证。

伤寒服汤药，而下利不止，心下痞，服泻心汤已，复以他药下之，利不止，医以理中与之，利益甚，理中者理中焦，此利在下焦，与赤石脂禹余粮汤，若不止者，当利其小便。

伤寒，医以丸药下之，身热不去，微烦，属栀子干姜汤证。

伤寒中风，柴胡汤证具，而以他药下之，若柴胡汤证不罢，复与柴胡汤，必蒸蒸而振，却发汗出而解，此虽已下，不为逆也，若心下满而坚痛者，此为结胸，属大陷胸汤证。若但满而不痛者，此为痞，柴胡不复中与也，属半夏泻心汤证。

得病六七日，脉迟浮弱，恶风寒，手足温，医再三下之，不能食①，其人胁下满，面目及身黄，头项强，小便难，与柴胡汤后，必下重，渴饮水而呕，柴胡不复中与也，食谷则哕。

病者无表里证，发热七八日，脉虽浮数者，可下之，假令已下，脉数不解，而合热，则消谷善饥，至六七日不大便者，有瘀血，属抵当汤证。若脉数不解，而下不止，必挟热便脓血。

脉浮数，法当汗出而愈，而下之则体重心悸者，不可发其汗，当自汗出而解，所以然者，尺中脉微，此里虚，须表里实，津液和，自汗出愈。

阳明病，其脉浮紧，咽干口苦，腹满而喘，发热

---

①食：原为"多"，据本书"辨太阳病形第三"同条改正。

汗出，而不恶寒，反偏恶热，其身体重，发其汗即燥，心愦愦而反谵语，加温针必怵惕，烦躁不得眠，下之即胃中空虚，客气动膈，心中懊憹，舌上苔者，属栀子汤证。若渴欲饮水，口干舌燥者，与白虎汤。若脉浮，发热，渴欲饮水，小便不利，与猪苓汤。

发汗已后，不可更与桂枝汤，汗出而喘，无大热，属麻黄杏子石膏甘草汤证。

病人脉微而涩者，此为医所病也，大发其汗，又数大下之，其人亡血，病当恶寒，而发热无休止，时夏月盛热，而欲着复衣，冬月盛寒，而欲裸其体，所以然者，阳微即恶寒，阴弱即发热，此医发其汗，使阳气微，又大下之，令阴气弱。五月之时，阳气在表，胃中虚冷，阳气内微，不能胜冷，故欲着复衣。十一月之时，阳气在里，胃中烦热，阴气内弱，不能胜热，故欲裸其体。又阴脉迟涩，故知亡血也。

伤寒吐后，腹满者，属承气汤证。

伤寒本自寒下，医复吐下之，寒格更逆吐，食入即出，属干姜黄芩黄连人参汤证。

伤寒吐下，七八日不解，热结在里，表里俱热，时时恶风，大渴，舌上干燥而烦，欲饮水数升，属白虎汤证。

伤寒吐下后，未解，不大便五六日，至十余日，其人日晡所发潮热，不恶寒，独语如见鬼神之状。若剧者发则不识人，循衣妄撮，怵惕不安，微喘直视，脉弦者生，涩者死，微者但发热谵语，属承气汤证，若下者勿复服。

太阳病，过经十余日，心下嗢嗢欲吐，而胸中痛，大便反溏，其腹微满，郁郁微烦，先时自极吐下者，可与承气汤，不尔者不可与，欲呕胸中痛，微溏者，此非柴胡汤证，以呕故知极吐下也。

太阳病，下之微喘者，表未解故也，属桂枝汤证［一云"麻黄汤证"］。

太阳病，脉浮而动数，浮则为风，数则为热，动则为痛，数则为虚，头痛发热，微盗汗出，而反恶寒，其表未解，医反下之，动数则迟，头痛则眩，胃中空虚，客气动膈，短气躁烦，心中懊憹，阳气内陷，心下因坚，则为结胸，属大陷胸汤证。若不结胸，但头汗出，其余无有，齐颈而还，小便不利，身必发黄。

太阳病，下之脉促，不结胸者，此为欲解，其脉浮者，必结胸，其脉紧者，必咽痛，其脉弦者，必两胁拘急，其脉细而数者，头痛未止，其脉沉而紧者，必欲呕，脉沉而滑者，挟热利，其脉浮而滑者，必下血。

太阳病，下之，其脉促胸满者，属桂枝去芍药汤。若微恶寒，桂枝去芍药加附子汤证。

太阳病，桂枝证，医反下之，遂利不止，其脉促，表未解，喘而汗出，属葛根黄芩黄连汤证。

太阳病，医反下之，因腹满时痛，为属太阴，属桂枝加芍药汤证，其大实痛，属桂枝加大黄汤证。

太阳病，下之，其气上冲，可与桂枝汤，不上冲者，不可与之也。

太阳病，二三日，终不能卧，但欲起者，心下必结，其脉微弱者，此本寒也，而反下之，利止者，必结胸，未止者，四五日复重下之，此挟热利也。

太阳病，外证未除，而数下之，遂挟热利而不止①，心下痞坚，表里不解，属桂枝人参汤证。

大下以后，不可更行桂枝汤，汗出而喘，无大热，属麻黄杏仁石膏甘草汤证。

太阳病，五日，下之，六七日不大便而坚者，属柴胡汤证。

太阳病，过经十余日，反再三下之，后四五日，柴胡汤证续在，先与柴胡汤，呕止小安，其人郁郁微烦者，为未解，属大柴胡汤证。

伤寒八九日，下之，胸满烦惊，小便不利，谵语，一身不可转侧，属柴胡加龙骨牡蛎汤证。

伤寒，十三日不解，胸胁满而呕，日晡所发潮热，

---

①利而不止：原作"利而止"，据本书"辨太阳病形证治下第四"同条改正。

而微利，此证当柴胡汤下之，不得利，今反利者，故知医以丸药下之，非其治也，潮热者实也，先再服小柴胡汤以解其外，后属柴胡加芒硝汤。

伤寒十三日，过经而谵语，内有热也，当以汤下之，小便利者，大便当坚，而反利，其脉调和者，故知医以丸药下之，非其治也，自利者，其脉当微厥，今反和者，此为内实，属承气汤证。

伤寒五六日，呕而发热，柴胡汤证具，而以他药下之，心下满而坚痛者，此为结胸，属大陷胸汤。

阳明病，下之，其外有热，手足温，不结胸，心中懊恼者，饥不能食，但头汗出，属栀子汤证。

阳明病，下之，心中懊恼而烦，胃中有燥屎者，可攻，其人腹微满，头坚后溏者，不可下之，有燥屎者，宜承气汤。

阳明病，不能食，下之不解，其人不能食，攻其热必哕，所以然者，胃中虚冷故也。

阳明病，脉迟，食难用饱，饱即发烦，头眩者，必小便难，此欲作谷疸，虽下之，其腹满即如故耳，所以然者，脉迟故也。

趺阳脉微弦，而如此，为强下之。

下利，其脉浮大，此为虚，以强下之故也。设脉浮革，故尔肠鸣，属当归四逆汤证。

伤寒，医下之，续得下利清谷不止，身体疼痛，急当救里，后身体疼痛，清便自调，急当救表，救里宜四逆汤，救表宜桂枝汤。

大下后，五七日不大便，烦不解，腹痛而满，有燥屎者，本有宿食故也。

大下后，口燥者，里虚故也。

火逆下之，因烧针烦躁，属桂枝甘草龙骨牡蛎汤。

辨可温病形证治第二十

大法，冬宜服温热药及灸。

师曰：病发热头痛，脉反沉，若不瘥，身体更疼痛，当救其里，宜温药四逆汤。

下利腹满，身体疼痛，先温其里，宜四逆汤。

自利不渴者属太阴，其脏有寒故也，当温之，宜四逆辈。

少阴病，其人饮食入则吐，心中嗢嗢欲吐，复不能吐，始得之手足寒，脉弦迟，若膈上有寒饮，干呕者，不可吐，当温之，宜四逆汤。

少阴病，其脉沉者，急当温之，宜四逆汤。

下利欲食者，就当温之。

下利，脉迟紧，为痛未欲止者，当温之，得冷者满而便肠垢。

下利，其脉浮大，此为虚，以强下之故也，设脉浮革，因尔肠鸣，当温之，与水者哕，宜当归四逆汤。

少阴病下利，脉微涩者，即呕，汗出必数更衣反少，当温之。

伤寒，医下之，而续得下利清谷不止，身体疼痛，急当救里，宜温之，以四逆汤。

诸温之属，可与理中、四逆、附子汤，热药治之。

辨不可火病形证治第二十一

太阳中风，以火劫发其汗，邪风被火热，血气流溢，失其常度，两阳相熏灼，其身发黄，阳盛即欲衄，阴虚小便难，阴阳俱虚竭，身体即枯燥，但头汗出，齐颈而还，腹满微喘，口干咽烂，或不大便，久则谵语，甚者至哕，手足躁扰，循衣摸床，小便利者，其人可治。

太阳病，医发其汗，遂发热恶寒，复下之，则心下痞，此表里俱虚，阴阳气并竭，无阳则阴独，复加火针，因而烦，面色青黄肤𥆟者，难治，今色微黄，手足温者愈。

伤寒，加温针必惊。

阳脉浮，阴脉弱者，则血虚，血虚则筋惕，其脉沉者，营气微也，其脉浮，而汗出如流珠者，卫气衰也，营气微者，加烧针，血留不行，更发热而烦躁也。

伤寒脉浮，医以火迫之，亡阳，惊狂，卧起不安，属桂枝去芍药加蜀漆龙骨牡蛎救逆汤。

问曰：得病十五六日，身体黄，下利，狂欲走，师脉之，言当清血，如豚肝乃愈，后如师言，何以知之？师曰：寸口脉，阳浮，阴濡而弱，阳浮则为风，阴濡弱为少血，浮虚受风，少血发热，风则微寒洒淅，项强，头眩，医加火熏郁令汗出，恶寒遂甚，客热因火而发，怫郁蒸肌肤，身目为黄，小便微难，短气，从鼻出血，而复下之，胃无津液，泄利遂不止，热瘀在膀胱，蓄结成积聚，状如豚肝，当下未下，心乱迷愦，狂走赴水，不能自制，蓄血若去，目明心了。此皆医为，无他祸患，微难得愈，剧者不治。

伤寒，其脉不弦紧而弱，弱者必渴，被火必谵语。

太阳病，以火熏之，不得汗，其人必躁，到经不解，必清血。

阳明病被火，额上微汗出，而小便不利，必发黄。

阳明病，其脉浮紧，咽干口苦，腹满而喘，发热汗出，而不恶寒，反恶热，其身体重，发其汗即躁，心愦愦而反谵语，加温针者必怵惕，又烦躁不得眠。

少阴病，咳而下利，谵语，是为被火气劫故也，小便必难，为强责少阴汗也。

太阳病二日，而反烧瓦熨其背，大汗出，火热入胃，胃中水竭燥烦，必发谵语，十余日振而反汗出者，此为欲解，其汗从腰以下不得汗，其人欲小便不得，反呕，欲失溲，足下恶风，大便坚者，小便当数，而反不数，及多便已，其头必卓然而痛，其人足心必热，谷气从下流故也。

风温为病，脉阴阳俱浮，自汗出，身重多眠，鼻息必鼾，语言难出。若被火者，微发黄色，剧则如惊痫，时瘈疭。若火熏之，一逆尚引日，再逆促命期。

火逆下之，因烧针烦躁者，桂枝甘草龙骨牡蛎汤主之。

伤寒头痛，翕翕发热，形象中风，常微汗出，自呕者，熏之则发黄，不得小便。

伤寒，发热头痛，微汗出，熏之则喘，加温针则必衄。

伤寒，脉阴阳俱紧，恶寒发热，则脉欲厥，厥者脉初来大，渐渐小，更来渐渐大，是其候也，若熏之则发黄，熨之则咽燥，小便利者可救，难者危殆。

辨可火病形证治第二十二

二阳并病，太阳初得病时，发其汗，汗先出不彻，因转属阳明，续自微汗出，不恶寒，若太阳病证不罢者，不可下，可小发其汗。设面色缘缘正赤者，阳气怫郁在表不得越，当解之、熏之，当汗而不汗，其人躁烦，不知痛处，乍在腹中，乍在四肢，按之不可得，其人短气，但坐以汗出不彻故也。更发其汗则愈，何以知汗出不彻？以脉涩故知之。

下利，谷道中痛，当温之，以为宜火熬末盐熨之〔一方：炙枳实熨之〕。

辨不可灸病形证治第二十三

微数之脉，慎不可灸，因火为邪，则为烦逆，追虚逐实，血散脉中，火气虽微，内攻有力，焦骨伤筋，血难复也。

脉浮，当以汗解，而反灸之，邪无从出，因火而盛，病从腰以下必重而痹，此为火逆。若欲自解，当须汗出。

脉浮，热甚，反灸之，此为实，实以虚治，因火而盛，必咽燥唾血。

辨可灸病形证治第二十四

烧针令其汗，针处被寒核起而赤者，必发贲豚，气从小腹上冲者，灸其核上各一壮，与桂枝加桂汤。

少阴病，得之一二日，口中和，其背恶寒者，当灸之。

少阴病，其人吐利，手足不逆，反发热者，不死，脉不至者，灸其少阴七壮。

少阴病，下利脉微涩者即呕，汗出必数更衣反少，当温其上灸之。

诸下利，皆可灸足大都五壮［一云"七壮"］，商丘、阴陵泉皆三壮。

下利，手足厥冷，无脉，灸之，主足厥阴是也。灸不温，反微喘者死。

伤寒五六日，脉微，手足厥冷，烦躁，灸厥阴，厥不还者死。

伤寒脉促，手足厥逆，可灸之，灸少阴、厥阴。

辨不可刺病形证治第二十五

大［"大"一作"新"，下同］怒无刺，已［"已"一作"新"，下同］刺无怒。

新内无刺，已刺无内。

大劳无刺，已刺无劳。

大醉无刺，已刺无醉。

大饱无刺，已刺无饱。

大饥无刺，已刺无饥。

大渴无刺，已刺无渴。

大惊无刺。

无刺熇熇之热，无刺漉漉之汗，无刺浑浑之脉。身热甚，阴阳皆争者，勿刺也，其可刺者，急取之。不汗则泄，所谓勿刺者，有死征也。

无刺病与脉相逆者，上工刺未生，其次刺未盛，其次刺已衰，粗工逆此，谓之伐形。

辨可刺病形证治第二十六

太阳病，头痛，至七日自当愈，其经竟故也。若欲作再经者，当针足阳明，使经不传则愈。

太阳病，初服桂枝汤，而反烦不解者，当先刺风池、风府，却再与桂枝汤则愈。

伤寒，腹满而谵语，寸口脉浮而紧者，此为肝乘脾，名曰纵，当刺期门。

伤寒，发热，啬啬恶寒，其人大渴，欲饮酢浆者，其腹必满而自汗出，小便利，其病欲解，此为肝乘肺，名曰横，当刺期门。

阳明病，下血而谵语，此为热入血室，但头汗出者，刺期门，随其实而泻之，濈然汗出则愈。

妇人中风，发热恶寒，经水适来，得之七八日，热除，脉迟，身凉，胸胁下满，如结胸状，其人谵语，此为热入血室，当刺期门，随其实而取之。平病云热入血室，无犯胃气，及上二焦，与此相反，岂谓药不谓针。

太阳与少阳并病，心下痞坚，颈项强而眩，当刺大椎第一间，肺俞、肝俞，勿下之。

妇人伤寒，怀娠，腹满不得大便，从腰以下重，如有水气状，怀娠七月，太阴当养不养，此心气实，当刺泻劳宫，及关元，小便利则愈。

伤寒喉痹，刺手少阴，少阴在腕当小指后动脉是也，针入三分补之。

少阴病，下利便脓血者，可刺。

辨不可水病形证治第二十七

发汗后，饮水多者，必喘，以水灌之，亦喘。

伤寒吐下之，极虚复极汗出者，其人外气怫郁。复与之水，以发其汗，因得哕者，胃中寒冷故也。

脉浮而迟，表热里寒，下利清谷，胃中虚冷，其人不能食，饮水即哕。

下利，其脉浮大，此为虚，以强下之故也。设脉浮革，因尔肠鸣，当温之，与水者哕。

阳明病，潮热微坚，可与承气汤，不坚勿与之。若不大便六七日，恐有燥屎，欲知之法，可与小承气汤，若腹中转矢气者，此为但头坚后溏，不可攻之，攻之必腹满不能食，欲饮水者即哕。

病在阳，当以汗解，而反以水濯之，若灌之，其热却不得去，须臾益烦，皮上粟起，意欲饮水，反不渴，服文蛤散。不瘥，与五苓散。寒实结胸，无热证者，与三物小白散。

身热皮粟，不解，欲引衣自覆，若以水灌之、洗之，其热被劫，益不得去，当汗而不汗，即烦，假令汗出已，腹中痛，与芍药三两，如上法。

寸口脉浮大，医反下之，此为大逆，浮即无血，大则为寒，寒气相搏，则为肠鸣，医乃不知，而反饮水，令汗大出，水得寒气，冷必相搏，其人必噎。

寸口脉濡而弱，濡即恶寒，弱则发热，濡弱相搏，脏气衰微，胸中苦烦，此非结热，而反搏之，居水渍布，冷铫贴之，阳气遂微，诸府无依，阴脉凝闭，结在心下，而不肯移，胃中虚冷，水谷不化，小便纵通，复不能多，微则可救，剧则寒在心下，当奈何。

辨可水病形证治第二十八

太阳病，发汗后，若大汗出，胃中干燥，烦不能眠，其人欲饮水，当稍饮之，令胃中和则愈。

厥阴病，渴欲饮水者，与水饮之即愈。

太阳病，寸口缓，关上小浮，尺中弱，其人发热而汗出，复恶寒，欲呕，但苦心下痞者，此为下之故也。若不下，其人复不恶寒而渴者，为转属阳明病，小便数者，大便必坚，不更衣十日无所苦也。欲饮水者，与之，但当如法救之，宜五苓散。

寸口脉洪而大，数而滑，洪大则营气长，滑数则胃气实，营长则阳盛怫郁不得出，胃实则坚难，大便则干燥。三焦闭塞，津液不通，医发其汗，阳盛不周，复重下之，胃燥热蓄，大便遂摈，小便不利，营卫相搏，心烦发热，两眼如火，鼻干面赤，舌燥齿黄焦，故大渴，过经成坏病，针药所不能制，与水灌枯槁，阳气微散，身寒，温衣覆汗出，表里通利，其病即除，形脉多不同，此愈非法治，但医所当慎，妄犯伤营卫。

霍乱而头痛，发热，身体疼痛，热多，欲饮水，属五苓散证。

呕吐，而病在膈上，后必思水者，急与猪苓汤饮之，水亦得也。

论热病阴阳交并生死证第二十九

问曰：温病汗出，辄复热，而脉躁疾，不为汗衰，狂言不能食，病名为何？对曰：病名阴阳交，交者死。人所以汗出者，生于谷，谷生于精，今邪气交争于骨肉之间，而得汗者，是邪却而精胜也，精胜则当能食，而不复热，热者邪气也，汗者精气也，今汗出而辄复热者，邪胜也，不能食者，精无俾也，汗出而热留者，寿可立而倾也。夫汗出而脉尚躁盛者死，今脉不与汗相应，此不能胜其病也，狂言者是失志，失志者死，此有三死，不见一生，虽愈必死。

热病已得汗，而脉尚躁盛，此阴脉之极也，死。其得汗而脉静者生。

热病脉尚躁盛，而不得汗者，此阳脉之极也，死。脉躁盛得汗者生。

热病已得汗，而脉尚躁喘，且复热，勿肤刺，喘甚者死。热病阴阳交者死。

热病阳进阴退，头独汗出死，阴进阳退，腰以下至足汗出，亦死。阳阴俱进，汗出已，热如故，亦死。阴阳俱退，汗出已，寒栗不止，鼻口气冷，亦死。

热病，所谓并阴者，热病已得汗，因得泄，是谓并阴，故治 [一作"活"]。

热病，所谓并阳者，热病已得汗，脉尚躁盛，大热汗出，虽不汗出，若衄，是谓并阳，故治。

卷七

方药炮制

凡野葛不入汤，入汤则杀人，不谓今葛根也。凡半夏不哎咀，以汤洗十数度，令水清滑尽，洗不熟有毒也。茱萸、椒之类，不哎咀。生姜一斤，出汁三合半，生姜皆薄切之，乃捣绞取汁，汤成乃熟煮，如升数，无生者，用干者一两当二两。附子、大黄之类，皆破解，不哎咀，或炮或生，皆去黑皮，刀刮取里白者，故曰中白。用木芍药刮去皮。大枣擘去核。厚朴即斜削如脯法。桂削去皮，用里黑润有味者为佳。细辛斩折之，麻黄亦折之，皆先煮数沸，生则令人烦，汗出不可止，折节益佳。用桃核、杏核，皆须泡去皮乃熬，勿取两人者，作汤不熬。巴豆去皮心，复熬变色。瞿麦、小草，斩折不哎咀。石苇手扑，速吹去毛尽，曝令燥，复扑之，不尽令人淋。藜芦去头毛。葶苈皆熬黄黑色，巴豆、桃仁、杏仁，皆不可从药，别捣令如膏，乃稍纳药末中，更下粗罗。凡㕮咀药，欲如大豆，粗则药力不尽。凡煎药皆去沫，沫浊难饮，令人烦。胶，乃成下，去滓，乃纳之，饴亦然。凡丸药，胶炙之乃可捣。用胶，炙令尽沸，凡捣丸药，欲各异捣，药有难易捣耳。凡煮药用迟火，火驶药力不出尽，当以布绞之，绵不尽汁也。凡筛药欲细筛，筛讫更合治之。和调蜜丸者，益杵数为佳。凡散石药，以药计分之，下绢筛佳。散药粗筛佳，凡作膏欲生，熟则力少。

桂枝汤方第一

　　桂枝三两　芍药三两　甘草二两，炙　生姜三两，切　大枣十二枚，擘

　　上五味，㕮咀三物，水七升，微火煮取三升，去滓。温服一升。须臾饮热粥一升余，以助药力，温覆令汗出，一时许益佳。若不汗，再服如前，又不汗，后服当小促其间，令半日许，三服尽。病重者，一日一夜服，晬时观之，服一剂尽，病证犹在，当复作服。若汗不出者，服之二三剂，乃解。

桂枝麻黄各半汤方第二

桂枝一两十六铢　芍药　生姜　甘草炙　麻黄各一两　大枣四枚　杏仁二十四枚

上七味，㕮咀，以水五升，先煮麻黄一二沸，去上沫，纳诸药，煮取一升八合，去滓，温服六合。本方二汤各三合，并为六合，顿服，今裁为一方。

桂枝二麻黄一汤方第三

桂枝一两十七铢　芍药一两六铢　麻黄十六铢生姜一两六铢　杏仁十六枚　甘草一两二铢　大枣五枚

上七味，以水五升，先煮麻黄一二沸，去上沫，纳诸药，煮取二升，去滓，温服一升，本方桂枝汤二分，麻黄汤一分，合为二升，分再服，今合为一方。

桂枝二越婢一汤方第四

桂枝　芍药　甘草　麻黄各十八铢　生姜一两三铢　大枣四枚　石膏二十四铢

上七味，㕮咀，以水五升，先煮麻黄一二沸，去上沫，纳诸药，煮取二升，去滓①，温服一升。本方当裁为越脾汤桂枝汤合之，饮一升，今合为一方，桂枝汤二分，越脾汤一分。

桂枝加桂汤方第五

桂枝五两　芍药三两　甘草二两，炙　生姜二两
大枣十二枚

上五味，以水七升，煮取三升，去滓，温服一升。本方桂枝汤，今加桂。

桂枝加附子汤方第六

桂枝　芍药各三两　甘草二两，炙　生姜三两
大枣十二枚　附子一枚，炮，去皮，破八片

上六味，㕮咀三物，以水七升，煮取三升，去滓，温服一升。本方桂枝汤，今加附子。

桂枝去芍药汤方第七

桂枝三两　甘草二两，炙　生姜三两　大枣
十二枚

_____

①滓：原作"渣"，统一改为"滓"，后同。

上四味，哎咀，以水七升，煮取三升，去滓，温服一升。本方桂枝汤，今去芍药。

桂枝去芍药加附子汤方第八

桂枝三两　甘草二两，炙　生姜三两　大枣十二枚　附子一枚，炮

上五味，哎咀，以水七升，煮取三升，去滓，温服一升。本方桂枝汤，今去芍药加附子。

桂枝去桂加茯苓白术汤方第九

芍药三两　甘草二两，炙　生姜三两　大枣十二枚　茯苓　白术各三两

上六味，哎咀，以水七升，煮取三升，去滓，温服一升。小便利即愈。本方桂枝汤，今去桂加茯苓、术。

桂枝去芍药加蜀漆龙骨牡蛎救逆汤方第十

桂枝三两　甘草二两，炙　生姜三两　蜀漆三两，洗，去腥　大枣十二枚　牡蛎五两，熬　龙骨四两

上七味，㕮咀，以水升，先煮蜀漆，减二升，纳诸药，取三升，去滓，温服一升。本方桂枝汤，今去芍药，加蜀漆、龙骨、牡蛎。一法以水一斗二升，煮取五升。

桂枝加芍药生姜人参汤方第十一

桂枝三两　芍药　生姜各四两　甘草二两，炙人参三两　大枣十二枚

上六味，㕮咀四味，以水一斗一升，煮取三升，去滓，温服一升。本方桂枝汤，今加芍药、生姜、人参。

桂枝倍加芍药汤方第十二

桂枝三两　芍药六两　生姜三两　甘草二两，炙大枣十二枚

上五味，㕮咀，以水七升，煮取三升，去滓，温服一升。本方桂枝汤，今加用芍药。

桂枝加大黄汤方第十三

桂枝三两　芍药六两　生姜三两　甘草二两，炙

大枣十二枚　大黄三两

上六味，㕮咀，以水七升，煮取三升，去滓，温服一升。

桂枝人参汤方第十四

桂枝　甘草炙，各四两　人参　白术　干姜各三两

上五味，以水九升，煮四味，取五升，去滓，纳桂更煮，取三升，去滓，温服一升，日再，夜一服。

桂枝甘草龙骨牡蛎汤方第十五

桂枝一两　甘草　龙骨　牡蛎熬，各三两

上四味为末，以水五升，煮取二升，去滓，温服八合，日三服。

桂枝甘草汤方第十六

桂枝四两　甘草二两，炙

上二味，以水三升，煮取一升，去滓，顿服。

桂枝加葛根汤方第十七

桂枝三两　芍药二两　甘草二两，炙　生姜三两　大枣十二枚　葛根四两

上六味，以水九升，先煮葛根，减二升，去上沫，纳诸药，煮取三升，去滓，温服一升，覆取微似汗，不须啜粥，余如桂枝法。

葛根汤方第十八

葛根四两　麻黄　生姜各三两　桂枝　芍药　甘草各二两　大枣十二枚

上七味，㕮咀，以水一斗，先煮麻黄、葛根，减二升，去上沫，纳诸药，煮取一升，去滓，温服一升，取汗，不须啜粥。

葛根加半夏汤方第十九

葛根四两　麻黄　生姜　桂枝　芍药　甘草各二两　大枣十二枚　半夏半升，洗

上八味，以水一斗，先煮葛根、麻黄，减二升，去上沫，纳诸药，煮取三升，去滓，温服一升，取汗。

葛根黄芩黄连汤方第二十

葛根半斤　甘草二两，炙　黄芩　黄连各三两

上四味，㕮咀，以水八升，先煮葛根，减二升，纳诸药煮，取二升，去滓，温分服。

麻黄汤方第二十一

麻黄三两　桂枝二两　甘草一两，炙　杏仁七十枚

上四味，㕮咀，以水九升，先煮麻黄，减二升，去上沫，纳诸药，煮取二升半，去滓，温服八合，温覆出汗，不须啜粥，余如桂枝法。

麻黄杏子甘草石膏汤方第二十二

麻黄四两　杏子五十枚　石膏半斤，碎，绵裹甘草一两，炙

上四味，以水七升，先煮麻黄，减二升，去上沫，纳诸药，煮取二升，去滓，温服一升。

麻黄附子甘草汤方第二十三

麻黄二两　附子一枚，泡，去皮，破八片　甘草二两，炙

上三味，以水七升，先煮麻黄一二沸，去上沫，纳诸药，煮取二升半，去滓，温服八合。

麻黄附子细辛汤方第二十四

麻黄二两　附子一枚，去皮，破作八片，炮　细辛二两

上三味，以水一斗，先煮麻黄，减二升，去上沫，纳诸药，煮取三升，去滓，温服一升。

麻黄连轺赤小豆汤方第二十五

麻黄　连轺　生姜各二两　赤小豆一升　杏仁三十枚，去皮、尖　甘草一两，炙　大枣十二枚　生梓白皮一升

上八味，以潦水一斗，先煮麻黄一二沸，去上沫，纳诸药，煮取三升，去滓，温服一升。

麻黄升麻汤方第二十六

麻黄二两半　升麻　当归各一两六铢　黄芩　萎蕤　知母各十八铢　石膏碎，绵　甘草炙　桂枝　芍药　干姜　白术　茯苓　麦门冬去心，各六铢

上十四味，㕮咀，以水一斗，先煮麻黄一二沸，去上沫，纳诸药，煮取三升，去滓，分温三服，一饭间，当出汗愈。

大青龙汤方第二十七

麻黄六两　桂枝二两　甘草二两，炙　石膏鸡子大，碎，绵裹　杏仁四十枚　生姜三两　大枣十二枚

上七味，以水九升，先煮麻黄，减二升，去上沫，纳诸药煮，取三升，去滓，温服一升，覆令汗出，多者温粉扑之，一服汗者，停后服，若复服，汗多亡阳，遂虚，恶风烦躁，不得眠。

小青龙汤方第二十八

麻黄　芍药　细辛　桂枝　干姜　甘草　五味子碎　半夏各半升

上八味，以水一斗，先煮麻黄，减二升，去上沫，

纳诸药，煮取三升，去滓，温服一升。渴者去半夏加栝楼根三两。微利去麻黄加荛花如鸡子，熬令赤色。噎者去麻黄加附子一枚（炮）。小便不利，少腹满者去麻黄加茯苓四两。喘者去麻黄加杏仁半升。[荛花不治利，麻黄定喘，今反之者，疑非仲景意]

小建中汤方第二十九

桂枝　甘草炙　生姜各三两　芍药六两　大枣十二枚　胶饴一升

上六味，以水七升，煮取三升，去滓，纳胶饴，更上火消解，温服一升。呕家不可服，以甘故也。

小柴胡汤方第三十

柴胡半斤　黄芩　人参　甘草　生姜各三两　半夏半升　大枣十枚

上七味，㕮咀，以水一斗二升，煮取六升，去滓，再煮取三升，温服一升，日三。若胸中烦，不呕者，去半夏、人参加栝楼实一枚。若渴者，去半夏加人参，合前成四两半，栝楼根四两。若腹中痛者，去黄芩加芍药三两。若胁下痞坚者，去大枣加牡蛎四两。若心下悸，小便不利者，去黄芩加茯苓四两。若不渴，外有微热者，去人参加桂三两，温覆微发其汗。若咳者，去人参、大枣、生姜，加五味子半升、干姜二两。

柴胡桂枝干姜汤方第三十一

柴胡半斤　桂枝三两　干姜二两　甘草二两，炙　牡蛎二两，熬　栝楼根四两　黄芩三两

上七味，以水一斗二升煮取六升，去滓，再煎取三升，温服一升，初服微烦，复服汗出愈。

柴胡桂枝汤方第三十二

柴胡四两　黄芩　人参各一两半　半夏二合半　甘草一两，炙　桂枝　芍药　生姜各一两半　大枣六枚

上九味，以水七升，煮取三升，去滓，温服一升。

柴胡加龙骨牡蛎汤方第三十三

柴胡四两　黄芩　生姜　龙骨　人参　桂枝　牡蛎熬　黄丹　茯苓各一两半　半夏二合半　大枣六枚　大黄二两

上十二味，以水八升，煮取四升，纳大黄更煮，

取二升，去滓，温服一升。本方柴胡汤内加龙骨、牡蛎、黄丹、桂、茯苓、大黄也，今分作半剂。

大柴胡汤方第三十四

柴胡半斤　黄芩三两　芍药三两　半夏半升　生姜三两　枳实四枚，炙　大枣十二枚　大黄二两

上八味，以水一斗二升，煮取六升，去滓，再煎取三升，温服一升。一方无大黄，然不加不得名大柴胡汤也。

柴胡加芒硝汤方第三十五

柴胡二两十六铢　黄芩一两　人参一两　甘草一两，炙　生姜一两　半夏五枚　大枣四枚　芒硝二两

上八味，以水四升，煮取三升，去滓，分二服，以解为瘥，不解更作服。

柴胡加大黄芒硝桑螵蛸汤方第三十六

柴胡二两　黄芩　人参　甘草炙　生姜各十八铢半夏五枚　大枣四枚　芒硝三合　大黄四两　桑螵蛸五枚

上前七味，以水四升，煮取二升，去滓，下芒硝、大黄、桑螵蛸，煮取一升半，去滓，温服五合，微下即愈。本方柴胡汤，再服以解其外，余一服加芒硝、大黄、桑螵蛸。

茯苓桂枝甘草大枣汤方第三十七

茯苓半斤　桂枝四两　甘草二两，炙　大枣十五枚

上四味，以甘澜水一斗，先煮茯苓，减二升，纳诸药，煮取三升，去滓，温服一升，日三。

茯苓桂枝白术甘草汤方第三十八

茯苓四两　桂枝　白术各三两　甘草二两

上四味，以水六升煮取三升，分温三服，小便即利。

茯苓甘草汤方第三十九

茯苓三两　甘草一两，炙　桂枝二两　生姜三两

上四味，以水四升，煮取二升，去滓，分温三服。

五苓散方第四十

猪苓十八铢　　泽泻一两六铢　　茯苓十八铢　　桂半两　　白术十八铢

上五味，为末，以白饮和服方寸匕，日三服，多饮暖水，汗出愈。

甘草干姜汤方第四十一

甘草二两，炙　　干姜二两

上二味，㕮咀，以水三升煮取一升五合，去滓，分温再服。

芍药甘草汤方第四十二

芍药四两　　甘草四两，炙

上二味，㕮咀，以水三升，煮取一升五合，去滓，分温再服。

炙甘草汤方第四十三

甘草四两，炙　　生姜三两　　人参二两　　生地黄一斤　　桂枝三两　　阿胶　　麦门冬半升，去心　　麻子仁半

升　大枣三十枚

上九味，酒七升，水八升，煮取三升，去滓，纳胶烊尽，温服一升，日三服。

甘草汤方第四十四

甘草二两

上一味，以水三升，煮取一升半，去滓，温服七合，日二服。

厚朴生姜半夏甘草人参汤方第四十五

厚朴　生姜　半夏各半斤　甘草二两　人参一两

上五味，㕮咀，以水一斗，煮取三升，去滓，温服一升，日三服。

栀子豉汤方第四十六

栀子十四枚，擘　香豉四合，绵裹

上二味，以水四升，先煮栀子，得二升半，纳豉，煮取一升半，去滓，分二服，温进一服，得快吐，止后服。

栀子甘草豉汤方第四十七

栀子十四枚，擘　甘草二两　香豉四合，绵裹

上三味，以水四升，先煮栀子、甘草得二升半，纳豉，煮取一升半，去滓，分为二服，温进一服，得快吐，止后服。

栀子生姜豉汤方第四十八

栀子十四枚，擘　生姜五两　香豉四合，绵裹

上三味，以水四升，先煮栀子、生姜，得二升半，纳豉，煮取一升半，去滓，分为二服，温进一服，得快吐，止后服。

栀子厚朴汤方第四十九

栀子十四枚，擘　厚朴四两　枳实四枚，去穰，炒

上三味，以水三升，煮取一升半，去滓，分为二服，温进一服，得吐，止后服。

栀子干姜汤方第五十

栀子十四枚，擘　干姜二两

上二味，以水三升，煮取一升，去滓，分为三服，温进一服，得快吐，止后服。

栀子黄柏汤方第五十一

栀子十四枚，擘　黄柏二两十六铢　甘草一两，炙

上三味，㕮咀，以水四升煮，取一升半，去滓，分温再服。

卷八

小陷胸汤方第五十二

栝楼实一枚　黄连二两　半夏半升

上三味，以水六升，先煮栝楼，取三升，去滓，纳诸药，煮取二升，去滓，分温三服。

大陷胸汤方第五十三

大黄六两，去皮　芒硝一升　甘遂一钱

上三味，以水六升，先煮大黄，取二升，去滓，纳芒硝，煮一二沸，纳甘遂末，温服一升，得快利，止后服。

大陷胸丸方第五十四

大黄半斤　葶苈　芒硝　杏仁各半升

上四味，捣和取如弹丸一枚，甘遂末一钱匕，白蜜一两，水二升，煮取一升，顿服，一宿乃下。

又大陷胸汤方第五十五

桂枝四两　甘遂四两　大枣十二枚　栝楼实一枚，去皮　人参四两

上五味，以水七升煮，取三升，去滓，温服一升，胸中无坚，勿服之。

文蛤散方第五十六

文蛤五两

上一味，为散，沸汤和服，一方寸匕。

白散方第五十七

桔梗　贝母各十八铢　巴豆六铢，去皮、心，熬黑

上三味，为散，白饮和服，强人半钱，羸人减之，病在膈上必吐，在膈下必利，不利进热粥一杯，利过不止，进冷粥一杯。

大黄泻心汤方第五十八

大黄二两　黄连一两

上二味，㕮咀，以麻沸汤二升渍之，须臾绞去滓，分温再服。

附子泻心汤方第五十九

大黄二两　黄连　黄芩各一两　附子一枚，炮，去皮，破，别煮，取汁

上四味，㕮咀，三味以麻沸汤二升渍之，须臾绞去滓，纳附子汁，分温再服。

半夏泻心汤方第六十

半夏半升　黄芩　干姜　甘草炙　人参各三两　黄连一两　大枣十六枚

上七味，以水一斗，煮取六升，去滓，再煮，取三升，温服一升，日三服。

甘草泻心汤方第六十一

甘草四两　黄芩三两　干姜三两　半夏半升　黄

连一两　大枣十二枚

上六味，以水一斗煮，取六升，去滓，再煎，取三升，温服一升，日三服。

生姜泻心汤方第六十二

生姜四两　人参　甘草　黄芩各三两　半夏半升　干姜　黄连各一两　大枣十二枚

上八味，以水一斗，煮取六升，去滓，再煎，取三升，温服一升，日三服。

禹余粮丸方

阙。

赤石脂禹余粮汤方第六十三

赤石脂一斤，碎　禹余粮一斤，碎

上二味，以水六升，煮二升，去滓，分温三服。

旋覆代赭石汤方第六十四

旋覆花三两　代赭石一两　人参二两　大枣十二

枚　生姜五两　半夏半升　甘草二两

上七味，以水一斗，煮取六升，去滓，再煎，取三升，温服一升，日三服。

瓜蒂散方第六十五

瓜蒂熬黄　赤小豆各六铢

上二味，各别捣，筛为散，合治之，取一钱匕，以香豉一合，用热汤七合煮，作稀糜，去滓，取汁和散，温顿服之，不吐者少少加，得快吐乃止。诸亡血虚家，不可与瓜蒂散。

白虎汤方第六十六

石膏一斤，碎　知母六两　甘草二两　粳米六合

上四味，以水一斗，煮米熟汤成，去滓，温服一升，日三服。

白虎加人参汤方第六十七

人参三两　石膏一斤　知母六两　甘草二两　粳米六合

上五味，以水一斗煮，米熟汤成，去滓，温服一

升，日三服。

桂枝附子汤方第六十八

桂枝四两　附子三枚，炮　甘草二两，炙　大枣十五枚　生姜三两

上五味，以水六升，煮取二升，去滓，分温三服。

术附汤方第六十九

白术四两　附子三枚，炮　甘草三两，炙　生姜二两　大枣十五枚

上五味，以水六升，煮取二升，去滓，分温三服。一服觉身痹半日许，再服如冒状，勿怪也，即是附子与术，并走皮中逐水气，未得除，故使之耳，法当加桂四两，其人大便坚，小便自利，故不加桂也。

甘草附子汤方第七十

甘草三两，炙　附子二枚，炮　白术三两　桂枝四两

上四味，以水六升，煮取三升，去滓，温服一升，日三服，汗出即解，能食，汗止复烦者，服五合，恐

一升多者，宜服六七合为始。

芍药甘草附子汤方第七十一

芍药　甘草各一两　　附子一枚，炮

上三味，㕮咀，以水三升，煮取一升三合，去滓，分温三服。

干姜附子汤方第七十二

干姜一两　　附子一枚

上二味，以水三升，煮一升，顿服之。

十枣汤方第七十三

芫花熬　甘遂　大戟

上三味，等分为散，以水一升半，先煮枣十枚，取八合，去滓，纳药末，强人一钱，羸人半钱。若下少病不除，明日加半钱。

附子汤方第七十四

附子二枚，炮　茯苓三两　人参二两　白术四两

芍药三两

上五味，㕮咀，以水八升，煮取三升，去滓，温服一升，日三服。

大承气汤方第七十五

大黄四两，酒洗　厚朴半斤，炙，去皮　枳实五枚，炙　芒硝三合

上四味，以水一斗，先煮二味，取五升，去滓，纳大黄煮，取二升，去滓，纳芒硝，更上微火一二沸，分温再服，得下，余勿服。

小承气汤方第七十六

大黄四两　厚朴二两，炙，去皮　枳实三枚大者，炙

上三味，以水四升，煮取一升二合，去滓，分温三服，初服当更衣，不尔尽饮之，若更衣，勿复服。

调胃承气汤方第七十七

大黄四两，清酒浸　甘草二两，炙　芒硝半升

上三味，㕮咀，以水三升煮，取一升，去滓，纳

芒硝更上火，微煮令沸，少少温服。

桃仁承气汤方第七十八

桃仁五十枚，去皮、尖　大黄四两　桂枝二两
甘草二两，炙　芒硝二两

上五味，以水七升，先煮四味，取二升半，去滓，
纳硝更煮微沸，温服五合，日三服，微利。

猪苓汤方第七十九

猪苓　茯苓　阿胶　泽泻　滑石碎，各一两
上五味，以水四升，先煮四味，取二升，去滓，
纳胶消尽，温服七合，日三服。

蜜煎导方第八十

蜜七合

上一味，纳铜器中，微火煎如饴，勿令焦，俟可
丸，捻作挺如指许长二寸，当热作，令头锐，纳谷道
中，以手急抱，欲大便时，乃去之。

又大猪胆一枚，泻汁，和醋少许，以灌谷道中，
如一食顷，当大便出，宿食恶物。

麻子仁丸方第八十一

麻子仁二升　芍药半斤　大黄一斤　厚朴一斤，炙　枳实半斤，炙　杏仁一斤

上六味，为末，炼蜜为丸桐子大，饮服十丸，日三服，渐加，以和为度。

抵当丸方第八十二

水蛭二十个，熬　虻虫二十五个　桃仁三十个，去皮、尖　大黄三两

上四味，杵分为四丸，以水一升，煮一丸，取七合服之，晬时当下血，若不下，更服。

抵当汤方第八十三

水蛭三十个，熬　虻虫三十个，熬，去翅、足　桃仁二十个，去皮、尖　大黄三两，酒浸

上四味，为末，以水五升，煮取三升，去滓，温服一升，不下再服。

茵陈蒿汤方第八十四

茵陈蒿六两　　栀子十四枚，擘　　大黄二两，去皮

上三味，以水一斗，先煮茵陈，减六升，纳二味，煮取三升，去滓，分温三服，小便当利，尿如皂角汁状，色正赤，一宿腹减，黄从小便去也。

黄连阿胶汤方第八十五

黄连四两　　黄芩一两　　芍药二两　　鸡子黄二枚　阿胶三两

上五味，以水五升，先煮三物，取二升，去滓，纳胶烊尽，小冷，纳鸡子黄，搅令相得，温服七合，日三服。

黄连汤方第八十六

黄连二两　　甘草炙，一两　　干姜一两　　桂枝二两　人参二两　　半夏五合　　大枣十二枚

上七味，以水一斗，煮取六升，去滓，分五服，日三服，夜二服。

桃花汤方第八十七

赤石脂一斤，一半全用，一半筛末　干姜一两
粳米一升

上三味，以水七升，煮米令熟，去滓，温服七合，
纳赤石脂末方寸匕，日三服，若一服愈，余勿服。

吴茱萸汤方第八十八

吴茱萸一升，洗　人参三两　生姜六两　大枣
十二枚

上四味，以水七升，煮取二升，去滓，温服七合，
日三服。

猪肤汤方第八十九

猪肤一斤

上以水一斗，煮取五升，去滓，加白蜜一升，白
粉五合熬香，和相得，温分六服。

桔梗汤方第九十

桔梗一两　甘草二两

上二味，以水三升，煮取一升，去滓，分温再服。

苦酒汤方第九十一

鸡子一枚，去黄，纳苦酒于壳中　半夏洗，破如枣核大，十四枚，纳苦酒中

上以鸡子壳，置刀环中，安火上，三沸，去滓，细含咽之，不瘥更作。

半夏散方第九十二

半夏　桂枝　甘草炙，各等分

上三味，各别捣，筛合治之，白饮和服方寸匕，日三服。若不能散服，以水一升，煎七沸，纳散一二方寸匕，更煎三沸，下火令小冷，少少咽之。

白通汤方第九十三

葱白四茎　干姜一两　附子一枚，生用，去皮，破

上三味，以水三升，煮取一升，去滓，分温再服。

白通加猪胆汁汤方第九十四

葱白四茎　干姜一两　附子一枚，生　人尿五合
猪胆汁一合

上以水三升，煮一升，去滓，纳入尿胆汁，和相
得，分温再服，无胆亦可。

真武汤方第九十五

茯苓　芍药　生姜各三两　白术二两　附子一枚，
炮

上五味，以水八升，煮取三升，去滓，温服七合，
日三服。若咳者，加五味子半升，细辛、干姜各一两。
若小便利者，去茯苓。若下利者，去芍药，加干姜二
两。若呕者，去附子，加生姜，足前成半斤。

乌梅丸方第九十六

乌梅三百个　细辛六两　干姜十两　黄连一斤
当归四两　附子六两，炮　蜀椒四两，去子　桂枝六
两　人参六两　黄柏六两

上十味，异捣筛，合治之，以苦酒渍乌梅一宿，
去核，蒸之五升米下，饭熟取捣成泥，和药令相得，

纳臼中，与蜜杵二千下，丸如梧桐子大，先食饮服十丸，日三服，稍加至二十丸，禁生冷、滑物、食臭等。

干姜黄芩黄连人参汤方第九十七

干姜　黄芩　黄连　人参各三两

上四味，以水六升，煮取二升，去滓，分温再服。

白头翁汤方第九十八

白头翁　黄连　黄柏　秦皮各三两

上四味，以水七升，煮取二升，去滓，温服一升，不愈更服一升。

黄芩人参汤方第九十九

黄芩　人参　桂枝　干姜各二两　半夏半升　大枣十二枚

上六味，以水七升，煮取二升，去滓，分温再服。

黄芩汤方第一百

芍药二两　黄芩　甘草二两，炙　大枣十二枚上四味，以水一斗，煮取三升，去滓，温服一升，日再服，夜一服。

黄芩加半夏生姜汤方第一百一

黄芩三两　芍药　甘草炙，各二两　大枣十二枚　半夏半升　生姜一两半

上六味，以水一斗，煮取三升，去滓，温服一升，日再服，夜一服。

理中丸及汤方第一百二

人参　甘草炙　白术　干姜各三两

上四味，捣筛为末，蜜和丸，如鸡黄大，以沸汤数合，和一丸，研碎温服之，日三服，夜二服，腹中未热，益至三四丸。然不及汤，汤法以四物依两数切，用水八升升煮，取三升，去滓，温服一升，日三服。

加减法：若脐上筑者，肾气动也，去术加桂四两；吐多者，去术加生姜三两；下多者，还用术；悸者，加茯苓二两；渴欲得水者加术，足前成四两半；腹中痛者加人参，足前成四两半；寒者加干姜，足前成四两半；腹满者去术加附子一枚。

服汤后如食顷，饮热粥一升许，微自温，勿发揭

衣被。

四逆散方第一百三

　　甘草炙　柴胡　芍药　枳实炙，各十分

　　上四味，为散，白饮服方寸匕，日三服。咳者，加五味子、干姜各五分，并主久痢；悸者，加桂枝五分；小便不利者，加茯苓五分；腹痛者，加附子一枚（炮）；泄利下重者，先以水五升煮薤白三升，取三升，去滓，以散三方寸匕，纳汤中煮，取一升半，分温再服。

四逆汤方第一百四

　　甘草二两，炙　干姜一两半　附子一枚，生，去皮，破

　　上三味，以水三升，煮取一升二合，去滓，分温再服，强人可大附子一枚、干姜三两。

通脉四逆汤方第一百五

　　干姜三两，强人四两　甘草二两，炙　附子大者一枚，生用，破

上三味，以水三升，煮取一升二合，去滓，分温再服，其脉即出者愈。

面色赤者，加葱九茎；腹中痛者，加芍药二两；呕者，加生姜二两；咽痛者，加桔梗二两；利止脉不出者，加人参二两。

人参四逆汤方第一百六

人参一两　甘草二两，炙　干姜一两半　附子一枚，生

上四味，以水三升，煮取一升二合，去滓，分温再服。

茯苓四逆汤方第一百七

茯苓四两　甘草二两，炙　干姜一两半　附子一枚，生　人参一两

上五味，㕮咀，以水五升，煮取一升二合，去滓，分温再服。

通脉四逆加猪胆汁汤方第一百八

干姜三两　甘草二两，炙　附子大者一枚，生

猪胆汁四合

前三味，以水三升，煮取一升二合，去滓，纳猪胆汁，分温再服。

当归四逆汤方第一百九

当归　桂枝　芍药各二两　细辛一两　大枣二十五枚　甘草炙　通草各二两

上七味，㕮咀，以水八升，煮取三升，去滓，温服一升，日三服。

当归四逆加吴茱萸生姜汤方第一百十

当归　桂枝　芍药　细辛　甘草炙　通草各三两　大枣二十五枚　吴茱萸二两　生姜半斤

上九味，㕮咀，以水四升、清酒四升，煮取三升，去滓，温服一升，日三。

烧裈散方第一百十一

上取妇人中裈近隐处，剪烧灰，以水和服方寸匕，日三服。小便即利，阴头微肿则愈。妇人病，取男子裈当烧灰。

枳实栀子豉汤方第一百十二

枳实三枚，炙　栀子十四枚，擘　豉一升，绵裹

上以清浆水七升，空煎，减三升，纳枳实、栀子煮，取二升，纳豉更煮五六沸，去滓，分温再服，取汗出，若有宿食，加大黄，如博棋子大五六枚。

牡蛎泽泻散方第一百十三

牡蛎熬　泽泻　栝楼根　蜀漆洗，去腥　葶苈熬商陆根熬　海藻洗去咸，各等分

上七味，为散，白饮和服方寸匕，小便利即止。

竹叶石膏汤方第一百十四

竹叶二把　石膏一斤　半夏半升　人参三两　甘草二两，炙　粳米半升　麦门冬一升，去心

上七味，以水一斗，煮取六升，去滓，纳粳米，煮米熟汤成，去米，温服一升，日三服。

麦门冬汤方第一百十五

麦门冬七升　半夏一升　人参二两　甘草二两，

炙　粳米三合　大枣十二枚

　　上六味，以水一斗六升，煮取六升，温服一升，日三夜一服。

附　遗

调气饮：治赤白痢，小腹痛不可忍，下重，或面青手足俱变者，用黄蜡三钱、阿胶三钱，同溶化，入黄连末五钱，搅匀，分三次热服，神妙。

猪肚黄连丸：治消渴饮水，用雄猪肚一枚，入黄连末五两，栝楼根、白粱米各四两，知母三两，麦门冬三两，缝定蒸熟，捣丸如梧子大，每服三十丸，米饮下。

青木香丸：主阳衰诸不足，用昆仑青木香、六路诃子皮各二十两，捣筛，糖和丸，梧子大，每空腹酒下三十丸，日再，其效尤速。

治五噎吐逆，心膈气滞，烦闷不下，用芦根五两，锉，以水三大盏，煮取二盏，去滓，温服。

治小儿羸瘦，用甘草三两，炙焦为末，蜜丸绿豆大，每温水下五丸，日二服。

治小儿撮口发噤，用生甘草二钱半，水一盏，煎六分，温服，令吐痰涎，后以乳汁点儿口中。

治小儿中蛊欲死者，用甘草五钱，水二盏，煎五分服，当吐。